麻酔をしない！
痛くない！
神経を取らない！
できるだけ削らない！

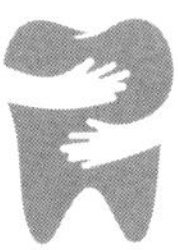

虫歯治療

橋本秀樹

はじめに
この本を手にしたあなたへ

はじめまして。東京の渋谷区で歯科医院を開業している橋本秀樹です。本書を手に取っていただき、ありがとうございます。

さて、あなたがこの本に興味をもった理由はなんでしょう。たぶん本のタイトルの言葉に惹きつけられたのだと思います。

麻酔をしない！　痛くない！　神経を取らない！　できるだけ削らない！

これまで歯の治療で悩まれたことのある人にとっては、とても関心のある言葉ではないでしょうか。疑い深い人なら「麻酔をしない？　そんな歯医者なんてあるはずはない！」と、思われたかもしれません。あるいは「神経を取らない？　そんな歯医者を探していたんだ！」と、救世主を見つけたような思いを抱かれた人もいるかもしれません。

世の中には、これまでの歯科治療に納得されていない方たちがたくさんいます。すぐに麻酔を打たれてしまう治療を不満に感じていたり、麻酔をしないと十分な歯の治療ができないと歯科医師に言われてしまったり……。生体の一部である歯や歯の神経をいとも簡単に取ってしまう現代の歯科医療に、不信感を持っておられる人もいるかも知れません。そして、そうした患者さん一人一人の不満や不安、疑問に答えられる歯科医師をきっと見つけることができなかったのでしょう。

でもそれは仕方のないことなのかもしれません。現代の日本の医療制度の中で、「麻酔をしない、痛くない、神経を取らない」歯科治療を実践することは、ほとんど不可能だと考えられています。そうした歯科治療をする歯科医師に出会うことは、この日本ではほとんど奇跡とも言うべきことだからです。

私はその〝奇跡〟ともいえる歯科治療を実践している歯科医師です。ちなみに私は二〇〇九年（平成二一年）二月に、患者さんの親知らずを抜くため麻酔をしたのを最後に、現在に至るまで歯科治療で一回も麻酔を使ったことがなく、また患者さんの歯も神経も、一本も抜いていません。

こう書くと、私はとても凄腕の類まれな技術をもった歯科医師だと思われるかもしれません。でも残念ながら、そうではありません。歯科医師になって三三年、これまでたくさんの患者さんを診て、多くの経験を積んできましたが、だからといって天才的な技量を身につけられたわけではありません。私は歯科治療にマイクロスコープ（歯科医療用の顕微鏡）を取り入れているため、一般の開業医よりはこうした技術には長けているという自信がありますが、だからといって私の歯科医師の腕が、日本一だとは思っていません。

それでも、〝麻酔をしない、痛くない、神経を取らない〟歯科治療を実現することは、実は技術的にはそれほど難しいことではありません。ただ、ほとんどの歯科医師は麻酔をして歯科治療をすることが当たり前だと考え、虫歯がひどくなれば、神経を取るのも仕方のないことだと思って、歯科治療を行っているだけなのです。

麻酔をしないで治療をする、麻酔を使わないでも痛みを感じない治療を行う、大きな虫歯であっても神経をとらない、そうした治療をしようと努力さえしていないのが、今の歯科医師たちの現状なのです。

私がなぜ他の歯科医師たちがまったくチャレンジしようともしない「麻酔をしない、痛くない、神経を取らない、できるだけ削らない」歯科治療を実践しようと思ったのか。ひとつには私自身が麻酔をしたくない、痛くされたくない、神経を取りたくない、そんな治療を受けたいと思ったからです。

さらに「歯科医師は、本当に歯の治療を行っているのか？」という疑問を持ったことが大きなきっかけとなりました。私は、近代口腔科学研究会の飯塚哲夫先生の『う蝕治療の常識を斬る』という講演会で、**世界中で「虫歯が治る」とか「虫歯は治せる」という本も論文も存在していない事実**を教えていただいたのです。

私たちは歯科医師になるために歯科大学で六年間勉強し、歯科の治療の技術を学びます。歯科医師の治療といえば、虫歯を削ったり、削った歯に金属やセラミックを被せたり、歯の神経を取ったり、虫歯や親知らずを抜いたり、入れ歯を入れたり、歯並びを矯正するなどです。ですが私たちは虫歯や歯周病を治療することができているのか、といえば、それは「ノー」といわざるを得ません。虫歯を削って治療したと思っていても、また虫歯は再発します。そしてまた削っているうちに、どんどん歯が小さくなり、最終的には神経を抜かれ、歯を失い、入れ歯やブリッジ、インプラントになってしまうとすれば、それは治療とはいえません。

多くの歯科医師が治療だと信じてやっていた行為は、実は歯を修理しているにすぎず、我々歯科医師は**歯科の医師ではなく〝歯大工〟だった**のです。それを飯塚先生に教えていただきました。

それから私は、本当の歯科〝医師〟になるには、本当の歯の〝治療〟をするためにはどうしたらいいかを考えました。

私はすべての虫歯をマイクロスコープを使用して治療し、観察し、経過を見ることで、**自然現象の見方・捉え方と歯科治療の限界**がわかったのです。多くの患者さんを診る中で、歯の痛みにも個人差があり、麻酔や痛み止めを使わなくても、痛みの捉え方を知ることで、痛みのない治療をすることが可能であることを実証できました。そして歯の神経を無理して取る必要などまったくないということも、患者さんたちの治療後の経過を見ながら確信を持つようになりました。また、**何もしない"放置"も治療。時間を待つ、待ちの治療もまた重要な選択肢のひとつ**となるのです。

この本は、「麻酔をしたくない」「神経を取りたくない」「痛くしないでほしい」「自分の歯をなるべく削りたくない」、そして「一生、自分の歯で噛みたい」という人たちに、そのような歯科治療は決して夢ではなく、実現できることを伝えるために書いた本です。

この本では、私の基本的な物事の捉え方、無痛治療の考え方をご説明するとともに、なぜ麻酔をしないのか？　なぜ痛くないのか？　どう実践しているのか？　その後どうなるのか？　を伝えたいと思います。

私の歯科医院には、さまざまな歯の悩みを抱え、ときには歯の悩みが心にまで負担を及ぼしてしまっている方たちも足を運んでくださっております。そうした方たちの声に耳を傾け、これまでどんな歯科医院にかかっても解決できなかった患者さんたちを、私は多く救ってきました。

そんなことは可能なのか？　と思われる方も、この本を読めばきっと理解していただけることでしょう。

もうひとつお伝えしたいのは、患者さん自身、この本を手に取ってくださっているあなた自身が、歯の治療を**歯科医任せにしないで自分で決める**ことがとても大事であること、それを心に留めてください。そして後悔のない、納得した歯科治療を受けて、自分の歯を失わずに死ぬまで自分の歯で美味しく食事をしてください。

もくじ

第三章　歯の神経は取ってはいけない！

第一章

歯科医師は、なぜ麻酔をしたがるのか

患者に「痛い」と言われたくない

歯科医師たちが患者さんに言われたくない言葉、最も苦手で、嫌な言葉は何だと思われますか？　それは、患者さんの「痛い！」という言葉です。

たとえば、「虫歯を削られたら痛かった」「治療を受けても腫れが収まらずにずっと痛い」「治療したのに痛みがとれない」「治療を受けたらさらに痛くなった」など、患者さんのこうした言葉に歯科医師たちはとても敏感です。

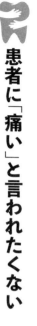

なぜなら、痛い治療を体験した患者さんは必ずといっていいほど、「この歯科医師は技術がなっていない」「下手くそな歯医者だ」と感じるからです。それを近所の人たちに言いふらされたり、あるいは最近ではインターネットの口コミサイトなどに書き込まれたりすれば、すぐに悪い評判が広がり、あの歯科医院は良くない、腕が悪いとウワサになって、経営にも大きな影響を及ぼしかねません。

現在の日本に、歯科医院の数はどれくらいあると思われますか。あなたの町や駅前にも、きっと何件もの歯科医院があるでしょう。それもそのはず、国内にある歯科診療所の数は、なんと約六万八〇〇〇施設（二〇一八年現在・厚生労働省医療施設調査）。実はコンビニエンスストアよりも、一万軒以上も多いのです。

私の前著『一日二人しか診ない、ほんとうの歯科医療』（クロスメディア・マーケティング）でも、国内で開業する歯科医院の厳しい経営環境について触れています。歯科医院を開業するには高額な医療器具を導入するなど多額の資金が必要となります。家賃やスタッフの人件費など、毎月の固定費もかなりかかります。しかも一つの町にコンビニより多くの歯科医院がある計算になるわけですから、競争も激しく、歯科医院を開業して経営を維持していくのはとても大変なことです。

歯科医院の経営を安定させるためには、多くの患者さんに来てもらわなければなりませんから、当然のことながら評判のいい歯科医院である必要があります。そのため、診察室を明るく清潔にしたり、歯科衛生士や受付のスタッフに愛想を良くしてもらったり、いろいろと努力を重ねます。その中でも特に重要となるのがやはり患者さんたちの評判でしょう。患者さんに治療に関して良い印象を持ってもらい、口コミを広げてもらうために、患者さんたちの声には歯科医院の経営者たちはひときわ注意をはらいます。

それ故に、正直にお話すれば、歯科医院にとって歯を上手に治療することよりも、患者さんに「痛い」と感じさせないことのほうがよっぽど有意義で、評判を落とさないための重要なポイントとなるのです。

厳しい経営を余儀なくされ、患者さんにたくさん来て欲しい歯科医院にとって、〝痛くしない〟歯科治療を目指すことは必然の流れといえましょう。

麻酔を使って無痛治療ってアリですか？

痛くない治療をすることは、歯科医院の経営にとっては生命線です。患者さんからの信頼を得るためにも、〝痛くない〟歯科治療を実践していかなければなりません。

実際に、痛くない歯科治療を謳っている歯科医院はたくさんあります。たとえば歯科医院のホームページをのぞいてみると、たくさんの〝痛くしない治療〟、あるいはもっと明確に〝無痛治療〟という言葉を使っている歯科医院もあります。

ではどのようにして、痛くない治療を実践しているのでしょうか。

答えは簡単です。治療をするときに麻酔をすることです。麻酔をすることで歯の周辺が麻痺して、患者さんに痛みを感じさせない治療を実現させているのです。それが痛くない治療の実態です。

さらに痛くない治療を強くアピールしている歯科医院では、「麻酔は打ちますが、その麻酔が痛くないように工夫していますよ」という場合もあります。

痛くなく麻酔をするためには、いくつかの技術があります。

●表面麻酔をする（針を刺す前にペースト状の麻酔薬を粘膜に塗布し、粘膜の表面の感覚を麻痺させる）。

●麻酔液を人肌に温める。

●極細の注射針を使う。

●ゆっくりと麻酔液を注入する（電動注射器を使う）。

●「大丈夫ですよ〜」などと話しかけ、緊張を和らげながら注射をする。

などを実践し、麻酔を打つ痛みを低減させれば、後は治療中はまったく痛くない、というのが歯科医師たちの考えです。

もっと積極的に、麻酔によって痛みと不安を解消しようという歯科医師もいます。

リラックス効果の高い麻酔を使って、患者さんの恐怖感を取り除くという鎮静法があります。笑気という麻酔ガスを利用してリラックス効果を高める吸入鎮静法や鎮静効果を高くする薬を血管内に注射する方法です。さらには全身麻酔をして、眠っているうちに一気に歯を治します！という大胆な歯科医師もいます。そうした麻酔を取り入れている歯科医師たちは、これぞ最先端の医療技術と誇らしげにホームページで紹介したりもしています。

ある患者さんが私の歯科医院に来て言いました。

「先生、無痛治療を謳う歯科医院に行ったら、『まず麻酔をしましょう』と言われました。麻酔をすれば、無痛治療は当たり前ですよね。麻酔をして痛かったら、麻酔が効いていないということじゃないですか？ 麻酔をして無痛治療っておかしくないですか？」

私が漠然と思っていたことを、その患者さんは明確に言葉にしてくれました。私は思わず大きくうなずきました。その患者さんの言うとおりです。

麻酔を打てば痛くない。これは当たり前のことです。麻酔さえすれば、お腹を切って内臓を取ろうが、骨にボルトを埋めようが、人は痛みを感じることはありません。治療をするときに「麻酔をするから、痛くはありません。安心してください」と言われれば、たしかにそれは間違いないのですが、果たしてこれが本当に声を大にしていう痛くない治療、〝無痛治療〟なのでしょうか。

〝無痛治療〟というと、患者さんは痛みのない、あるいは痛みを最小限にした治療を思い浮かべるかもしれませんが、歯科医師にとっての〝無痛治療〟とは、麻酔をして行う治療のこと。患者さんと歯科医師でその捉え方は全く違っていたのです。

麻酔をするのに無痛治療、あるいは痛くない歯科治療というのはおかしくありませんか？　と私は疑問を呈します。

ただし、多くの患者さんは痛くない治療をしてもらうために、麻酔を使うことにあまり抵抗がないようです。それだけ歯科治療では、麻酔をすることが当たり前のこととして受け入れられている、という現状があることも事実です。

麻酔をすると治療はこんなにラク

現代の歯科治療では、ちょっとした虫歯を削るだけでもすぐに麻酔が使われます。歯科医師が麻酔を積極的に使うのは、患者さんに「痛い」と言われたくない、自分が安心して治療をしたいというのが理由の一つ。さらに患者さんに麻酔をするのは歯科医師にとって実はもっと大きなメリットがあります。

それは麻酔をすると、治療そのものがとてもスムーズに進むということ。言い換えれば効率的に治療ができることです。

歯科医院の経営のお話ばかりで申し訳ありませんが、一般的に歯科医院を開業したら、歯科医師一人に対して、一日二五人の患者さんを診て、ギリギリ経営が成り立つといわれています。一日に二五人診るためには、最低でも一時間に二～三人の患者さんの治療をする必要があります。一人の患者さんに集中して治療を行うのはなかなか難しく、短時間に、いかに効率よく治療をすすめていくかが、歯科医師の腕の見せ所になります。そのために麻酔は、とても大きな武器になります。

あなたは、こんな経験はありませんか？

診察室に入って治療の椅子に座って、先生が来たと思ったら麻酔を打たれ、「しばらくお待ちください」と言われます。

麻酔が効くまでは一〇分程かかります。その間は歯を削ることはできません。

先生はそのままあなたの元を離れて他の患者さんのところへ行って治療して、一〇分ほど経ったときに戻ってきて、「さあ、治療を始めましょう」となります。

あなたはもちろん痛みを感じることはありません。口を開けたまま先生にお任せです。歯を削るときに一般的に使われるエアータービンは、一分間に五〇万回もの高速で回り、先端に付いているダイヤモンドの粒子が、硬い歯もなんなく削っていきます。

歯の表面は硬いエナメル質で覆われていて、その内側に象牙質があり、さらにその内側の歯の神経と血管がある歯髄を守っています。歯のエナメル質は、人体の中でも一番硬い部分で、削っても痛みを感じることはありません。そしてエナメル質と象牙質の境目くらいから、歯は触感を感じられるようになります。

▶歯の基本構造

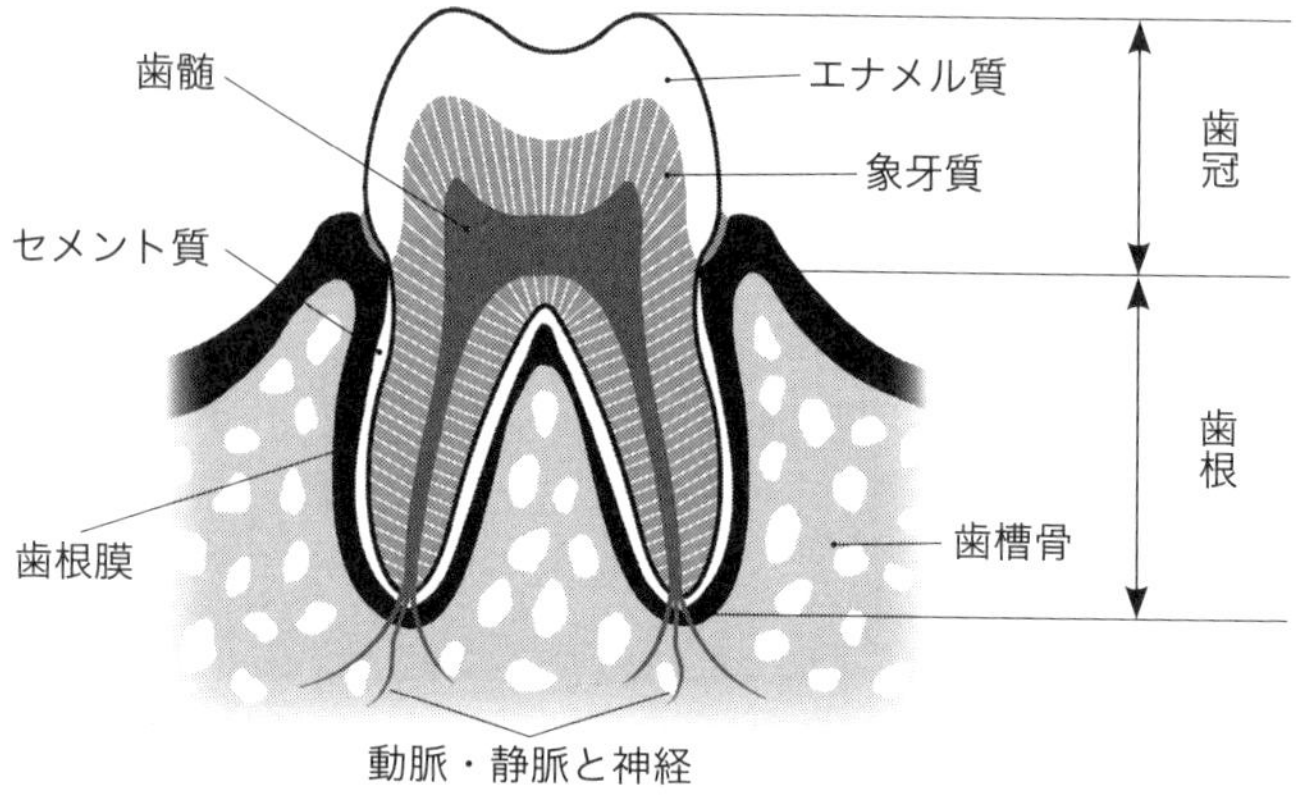

しかし麻酔をしていると、こうした感覚は一切ありません。高速のエアータービンで、ガーッと削れば、虫歯であろうがなかろうが、硬いエナメル質も柔かい象牙質もお構いなしに、簡単に歯を削ることができます。小さな虫歯を削るためにかかる時間はほんの数十秒です。さらに患者さんは口の中の様子を見ることができないので、どれくらい削られたかを知ることはできません。まさに歯科医師が**削ろうと思えば削り放題**、といえる状況が作られてしまうわけです。

麻酔をして歯科治療を行えば、歯科医師にとっては患者さんに痛いとクレームを付けられることもありません。しかもエアータービンの勢いに任せてどんどん削っていけるので、治療のスピードアップにもつながります。なんと頼れる存在なのでしょう。

だからこそ歯科医師にも、歯科経営にも、麻酔はなくてはならない存在。麻酔のない歯科治療なんて、誰も考えることはできません！　私以外は……。

本当に麻酔は必要か　―麻酔のリスク―

一般的には、歯科治療に欠かせないと考えられている麻酔を私は一切使いません。すでに約一一年も前から私は患者さんに麻酔を使ったこともありませんし、私の歯科医院には麻酔薬を置いていません。以前は、なにか使う機会があるかもしれないと考えて購入し、保管していましたが、有効期限が過ぎてしまったので廃棄してしまいました。

私が歯科治療に麻酔を使わない理由はいくつかありますが、なによりも**私自身が麻酔をされるのも、麻酔をするのも大嫌い**だからです。

また、私は子どもの頃に、麻酔をせずに虫歯を削る歯科治療をしてもらった経験があります。そのときに治療して、詰め物をしている歯は、もう四〇年以上そのままトラブルもなく維持できています。よって現在に至るまで私は親知らずを一本抜歯した以外、歯を失っていません。これは麻酔をすることによって歯を削りすぎなかったことが、結果的に歯を守ることにつながったと考えています。

麻酔をすると、歯は痛みも何も感じないため、反応はありません。そのため虫歯になっていない健康な部分までどうしても削りすぎてしまうことが多いのです。それに対して麻酔をしないで治療を行うと、歯は正常な生体反応を示すので、削る歯を最小限に抑えようとする意識が歯科医師にも働きます。その詳細は第二章で詳しく説明しますが、ここでは**麻酔をすると歯を多く削ってしまう**、ということが最大の麻酔のリスクであることを覚えておいてください。

次に麻酔は薬ですから、体に負荷がかかる点がリスクとして挙げられます。

歯科の麻酔には、代表的なものとして浸潤麻酔と伝達麻酔の二種類があります。

浸潤麻酔は歯科医院でいちばん多く使われている麻酔法で、麻痺させたい箇所に近い歯茎から麻酔薬を注入し、局所に麻酔薬を作用させます。

伝達麻酔は、下の奥歯の治療時などに使うもので、口の奥のほうを通る太い神経の近くにする麻酔です。広範囲に効き、持続時間も浸潤麻酔に比べて長いので、個人差はありますが、三〜四時間はしびれが残ります。

一般的に、歯科治療で使われる麻酔薬は体に大きな影響を与える副作用はないといわれています。しかし薬の効果や薬による副作用は、とても個人差が大きなものです。

本人にとって**麻酔をすることによって得られるメリットは、治療中に痛みを感じないということ、ただそれだけに尽きます**。それに対して麻酔を打つことのデメリットは、次のような点がさまざまに予測することができます。

全身的合併症としては、神経原性ショック、過換気症候群、局所麻酔薬中毒、局所麻酔薬アレルギー、血管収縮薬過敏症、メトヘモグロビン血症などが考えられます。

また局所的合併症としては注射針の誤飲・気管内吸引、注射針の破折《はせつ》・迷入《めいにゅう》、誤薬の注射、キューンの貧血帯、局所感染・潰瘍・壊死、血腫・皮下血腫、遷延性知覚麻痺、顔面神経麻痺、視覚障害、麻酔不全、後疼痛、咬傷、開口障害等が挙げられます（臨床歯科麻酔学より）。

大事には至らなくても、麻酔をすると気分が悪くなる、めまいがする、治療後に体調が悪くなる、などという人もいます。また、歯科治療が苦手で恐怖感や不安、極度の緊張を持つ人が麻酔をしたときに、貧血を起こしたり、過換気症候群に陥るなどの症状が出てしまう人もいます。

今まで何度も麻酔をして歯科治療を受けてきて全く平気だったのが、あるとき突然気分が悪くなって、それから麻酔が怖くなったという人もいます。

現実には麻酔自体を苦手とする患者さんもいます。私の歯科医院に足を運んでくださる患者さんの中にも、「心臓がドキドキしてきた」「以前、麻酔をして気分が悪くなった経験がある」「ポワーンとして、なんか、気持ち悪くなった」などという方が一定数いらっしゃいます。こうした経験を持つ人は特に深刻で、なかには麻酔をしたくないので虫歯になっても歯科治療が受けられない、という悩みを持たれている人もいます。

本来、歯科治療をする上で痛みに耐えることが難しく、麻酔がどうしても必要となるのは、**抜歯をするとき**と**歯の神経を取るとき**（**抜髄**）だけだと私は考えています。しかしほとんどの歯科医師は、歯を削るときに麻酔をしています。神経をすでに取ってあり、歯の痛みを感じることのない歯を治療するときでも、麻酔をして治療を行う歯科医師もいます。

本当に患者さんの立場になって考えたとき、麻酔は必要な医療行為なのでしょうか。

誰でも「一生、自分の歯で食べたい」という希望があると思いますが、そのためには歯の寿命を少しでも長く伸ばすことが大切です。そして歯を長持ちさせる秘訣、歯を失わない秘訣は、**歯の治療で麻酔をしない**ということなのです。

もちろんこれは患者さん自身の選択です。あなたの歯が今、ズキズキと傷んでとても耐えられない。この痛みをすぐに取り去って欲しい、そのためには痛みのもとである神経を取ってしまっても構わない！　と考えているのなら別です。それならば、私の治療は必要ないでしょう。

しかし私の歯科医院には、「できれば麻酔をしたくない」「麻酔が苦手なのですが……」という患者さんが少なくありません。麻酔が苦手な人、できるだけ麻酔をしたくないと考えている人たちの気持ちは、私にも十分に理解することができます。

多くの人は、歯科治療には麻酔が必要だと考えられていますが、もし麻酔をしなくても痛みのない治療ができれば麻酔をしたくない、と思われる方も多いのではないでしょうか。

第二章

虫歯は〝痛い〟という誤解

麻酔をしなければ歯は生き残る

当院は無痛治療です！　と謳っていても、麻酔をしないという歯科医院はほとんどありません。歯科治療には麻酔がなくてはならないものとなり、それを歯科医師も患者も疑っていません。ですから私が「麻酔をしなくても、歯の治療はできますよ」と言っても、ほとんどの人が疑います。なかには「すごく痛くなっても、それを我慢しながら治療するのですか？」と、こわごわと聞いて来られる方もいます。

もちろんそんなことはありません。麻酔を使わず、しかも痛くない治療というのは、実は可能なのです。現在、五五歳以上の方でしたら、子どもの頃の虫歯の治療を思い出してください。昔は今のように頻繁に、治療に麻酔は使われていませんでしたので、抜歯などは別として、虫歯を削る治療では、ほとんど麻酔の注射を打つことはありませんでした。私自身もそうした治療を経験していました。

また、実際に私は約一一年も麻酔を使わずに歯科治療を行っていますが、こうした治療を支持してくれる患者さんたちのおかげで、きちんと歯科医院の経営も続けていくことができています。それも麻酔を使わずにきちんと治療ができる、ひとつの証明かもしれませんね。

自分の歯を残すためには、麻酔をしないこと。それが私の考える歯科治療です。麻酔をせずに、痛くない歯科治療がなぜ実現するのかをご説明する前に、まず、麻酔がなぜ必要ないと私が考えるかについて、ご説明しましょう。

これは、現在の歯科医師が麻酔をしたがることとの裏返しともいえるのですが、私は**麻酔をしないことのメリットは、患者さんが〝痛み〟を感じる**ことだと思っています。**〝痛み〟は、まさしく生体反応**です。生きているからこそ、感じることができ、そこからはたくさんの情報が発信されます。ところが麻酔をしてしまうとどうでしょう。生きていることのメッセージが遮断されてしまうのです。

麻酔をして歯を削ると、患者さんはまったく何も感じることがないので、それこそ歯科医師は好きなだけ削ることができてしまいます。そして歯の健康な部分までも削ってしまう可能性がとても高くなります。また、大きく削ると、次に神経が露出してしまう可能性が高くなります。こうなると多くの歯科医師は神経を抜く抜髄という治療方法へとすすみます。

小さな虫歯が大きく削られ、さらに神経も取られ、歯は小さくなり、その寿命はどんどんと短くなっていく。最後は抜歯という道をたどってしまうことも少なくありません。

歯科治療というのは、患者さんにとってはなかなか目に見えるものではありません。歯科医師がどのような処置を行っているのか、歯の中の状態はどうなっているのかをきちんと把握することもできず、結局は歯科医師の判断に委ねられてしまうことが多いのです。

歯を削っている途中で、「先生、もうこれ以上削らないでください！」なんて言える患者さんはいないでしょう。麻酔をしてまったく感覚のない口の中で、患者さんの歯はすっかり歯科医院の腕と判断と良心に任されてしまう、ということです。

大事な歯を生涯守るためには、できるだけ歯を削らないことに尽きるのです。しかし麻酔がかかっていると何も感じることができず、そのまま歯科医師の判断に任せていると、歯はどんどん削られてしまい、その寿命はどんどん短くなってしまうのです。

虫歯の痛みはどこからくる？

あなたが歯科医院へ行くきっかけは何でしょうか。熱いお茶を飲んだら歯に沁みた、冷たい水を飲んだらキーンと痛みが走った。あるいは鏡で口の中を覗いたら、黒くなっている部分が見つかった、などでしょうか。

コロナ禍でも世界に証明されたように、日本人は極めて健康・衛生意識が高いといえるでしょう。食後にはしっかり歯を磨いたり、口をゆすいだり、口臭を気にする人も多く、歯に対する意識もとても高いように思います。定期的にメンテナンスを受けている人も多く、今では虫歯がひどくなってから、歯科医院に駆け込んでくる人はほとんど見られなくなりました。

それでも歯の痛みというのは独特なもので、なかなか辛いものです。痛みがひどくなると、痛み止めの薬もほとんど効きません。一度経験した人は、もうこんな痛みは耐えられない！　と、虫歯がひどくならないようにと気をつけているのかもしれませんね。

ところで皆さんは、**虫歯は痛いと思い込んでいませんか？**

実は、虫歯は痛くないと言ったら、驚かれるでしょうか。虫歯になったときに歯が痛いと感じるのは、虫歯の部分ではなく、その歯の神経の部分、歯髄が炎症を起こしていて、そこに痛みを感じることが、歯の痛みの原因です。

虫歯は、細菌が酸を産出し、それによって歯質結晶が溶解し、歯質の構造破壊が進行する病気です。歯の一部分が溶けただけでは、痛みは生じません。しかし虫歯が進行して、歯髄に炎症が起こると**歯髄炎になり、沁みる、痛むといった症状がでる**のです。歯がキーンと沁みる、歯がズキズキとするというのは誤解で、虫歯になった歯の下の歯髄の部分に痛みはあり、歯そのものが痛いわけではありません。

では、歯そのものは何も感じないかというとそれも違います。生きている歯はちゃんと、その生体としての活動を行っています。刺激や傷つけられれば、当然、触感や痛みを感じます。

私は以前、歯の痛みがどのようにしてあるのか、そのメカニズムを知ろうと思い、さまざまな文献を調べたことがあります。

臨床的にも、歯の最も外側の部分、エナメル質では痛みを感じないことがわかっています。そして歯の痛みの多くは、エナメル質と象牙質の境の部分であるといわれています。現在の病理学では歯の痛みについて、いくつかの説がありますが、**すべての歯の痛みを説明する学説はありません**。歯の痛みの原因がわかっていない以上、歯の痛みをなくすことは不可能です。

ここで指摘される痛みとは、生体反応としての痛みであり、虫歯によって生じる痛みではありません。健康な皮膚でもつねれば痛いように、健康な歯でも削られれば痛い。生きているからこそ痛いのです。

よく皆さんは「虫歯を削ったら痛かった」という表現をしますが、実は虫歯を削っても痛くはなく、痛みは歯を刺激されることによって生じたものである、ということを理解しましょう。

私が麻酔をせずに虫歯の治療を行うとき、エナメル質と象牙質の境ではより痛みを感じやすいことを知っているので、より優しくていねいに行います。するとほとんど痛みは感じないと患者さんたちは言います。健康な皮膚もつねれば痛いけれど、撫でれば痛くないのと同じです。

痛みの原因と理由がどこにあるのかわからなければ、本当に痛みと対峙して、痛みを克服することはできない、ということです。

虫歯の治療は簡単？

歯科大学で勉強したとおりに、それが正しい治療と信じて疑わず、何も考えなければ、虫歯の治療は経験不要な簡単な作業です。一言でいえば、**虫歯を削って、詰めるだけ**。歯科大学を卒業してからわずか数年で、歯科医院を開業して一国一城の主となっている歯科医師がたくさんいます。それほど経験や技術がなくても社会で一人前と認められて堂々と活躍できるのが歯科医師でしょう。

しかし私自身、勤務医として一〇年、その後開業医として二二年以上の経験を積み、さらにマイクロスコープ（顕微鏡）での歯科治療をはじめてみると、これまで見えなかったいろいろなものが見えてきました。そして「あれ、おかしいな？」「教科書どおりではないぞ……」と感じることがしばしば起こりました。

そして、なぜ？　どうして？　と考えれば考えるほど、歯科治療の底なし沼にはまり込んでいくようでした。

たとえば私が疑問に感じたのはこんなことです。

●なぜ、痛いのか？

●麻酔は必要なのか？

●どこまで削ればよいのか？

●神経を残すにはどうしたらいいのか？

●治療後、痛みが出るのはなぜか？

●痛みを止めるにはどうしたらいいか？

こうしたことは、大学の授業ではほとんど学ぶことはありませんでした。歯科医師としての技術と知識は学びましたが、医療の根本ともいうべき知識が、我々歯科医師には欠落しているのではないだろうかと思い、悩むようになりました。

ちょうどその頃、私は近代口腔科学研究会新年講演会で、飯塚哲夫先生の「う蝕《しょく》治療の常識を斬る」という講演を拝聴する機会がありました。飯塚先生は「歯科医師は虫歯・歯周病を治療する人のように思われているが、**世界中で虫歯が治る（治せる）と言っている論文は見たことがない**」と、衝撃的な言葉を語りました。そして医師と歯科医師の違いを、歯科医師の歴史も絡めながら紐解いてくれました。

昔から歯科医師と呼ばれる人たちは、悪くなった歯を抜いて入れ歯を入れることを仕事にしており、歯科医師の考えている「治療」が実は「修理」であり、「医療」とは異なるものだと述べられました。

歯科医師は一般的に医療行為をしていない「歯大工」であるという認識を、飯塚先生の講演によって確たるものにしたのです。

そして飯塚先生の講演では、虫歯が治らないのは、一般的な病気の「治らない」とは性状が異なり、治療してもその治療は必ずやり直しになり、それを繰り返して結局その歯は抜歯されてしまうこと。〝death spiral〟にはまり込んでしまうことにあるのだと指摘しています。

では、この〝death spiral〟に巻き込まれないためにはどうしたらいいいか。修復を繰り返し、抜歯への道しるべを一つ一つ立てていくのではなく、歯の病気を治す「医療」としての歯科医師を目指すべきである、という未来への方向性を私はみつけることができました。

私は「虫歯を削って詰めるだけ」という歯大工ではなく、**患者さんの悩みや病の原因に寄り添って、根本からその問題を解決できる「医療」としての役割を果たす歯科医師であることを目指す**決意をしたのです。

顕微鏡治療の実力

話が少しずれますが、虫歯の治療についてお話する前に、歯科用マイクロスコープについてお話したいと思います。

私が開業した「はしもと歯科医院」では、二〇〇七年（平成一九年）から歯科医療用の顕微鏡、マイクロスコープを導入し、患者さんの治療はすべてこの顕微鏡下で行ってい

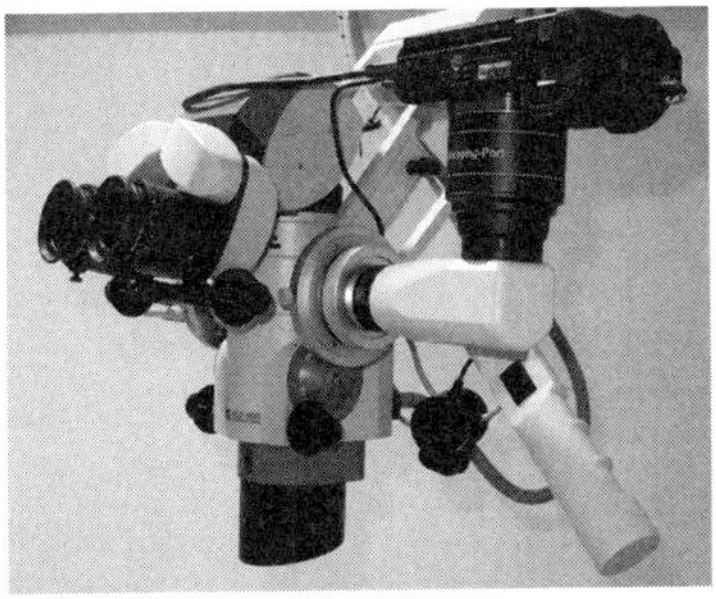

▶マイクロスコープ

ます。

歯科用マイクロスコープは、眼科や脳神経外科などの手術で使われていた手術用顕微鏡を歯科用に開発したもので、口の中を数十倍に拡大して映しながら、歯科治療を行うことができます。国内の開業医などではまだ五パーセントほどしか導入されていませんが、歯科用マイクロスコープを活用すれば、格段に治療のレベルはアップします。

私自身、最初にこのマイクロスコープで患者さんの口の中を見たとき、とても驚きました。これまで肉眼で見ていた口の中とは、まったく違う世界が広がっていたのです。それこそ一歯一歯の形状から、虫歯の状態、根管の中の状態、歯の周りについた歯石や汚れなどをしっかりと見ることができます。また歯と歯が接している部分や口の奥側の部分はほとんど肉眼では見えませんが、顕微鏡とミラーを上手に使えば、細部までしっかりと視覚で捉えることが可能です。一般の歯科医師が見ている直径一センチの歯でも、マイクロスコープのズーム機能を活用すれば、五倍にも一〇倍にもして見ることができます。すると、私たちがかつて大学で学んだ（そして現在でもほとんど変わっていない）歯科の治療法には、大きな間違いがいくつもあることに気づいてしまったのです。

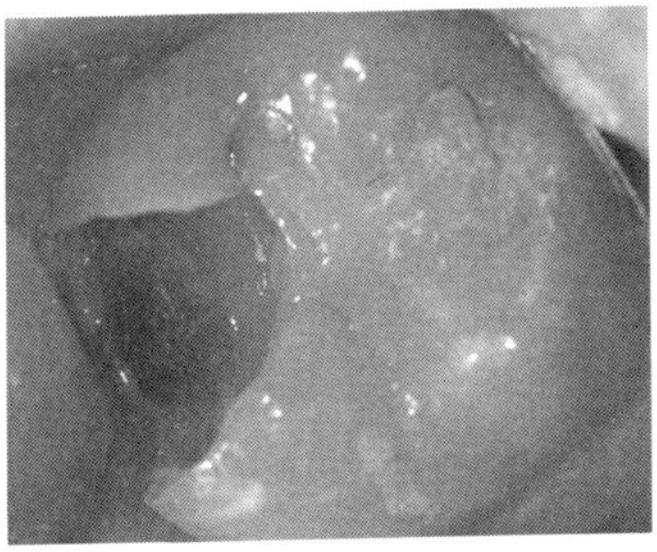
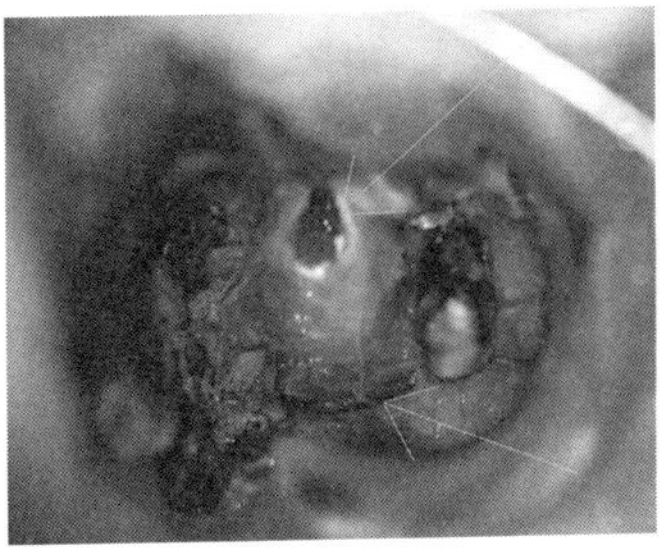

▶顕微鏡で拡大された歯

たとえば、「歯磨きをすることで、虫歯予防や歯周病予防ができる」。

本当にできるのでしょうか。どんなにていねいに歯を磨いていても、顕微鏡で覗けば歯石や歯垢（プラーク）がたくさん残っています。歯磨きで目に見えない虫歯菌を歯周病菌をゼロにすることはまったく不可能だということです。

また、これまで治療してきた歯も、マイクロスコープでみると、詰め物や被せ物をされた歯が、ほとんどの場合きちんと接合されず、隙間があることがわかります。肉眼では隙間なく治療したつもりでも、拡大してみると隙間だらけ。肉眼で行われる治療の限界を知りました。

四〇年近く前、私が歯科大学の学生の頃は、歯科治療にマイクロスコープは使われていませんでした。ですからその技術も、肉眼で見て判断される治療の考え方です。そして、それは現在の歯科大学にあってもほとんど変わっていません。すなわち、マイクロスコープという医療機器が登場し、より優れた治療ができるような環境にある現代においても、歯科治療の基本的な技術や考え方はほとんど三〇年、四〇年前と変わっていません。

多くの歯科医院は、相変わらず目で見て虫歯の状態を判断し、目で見て良しと思われる治療を行っているのです。

しかし私はマイクロスコープを通して、いろいろなことが見えてきて、これまでの常識に対して、大いなる疑問を持つようになってしまったのです。

ちなみにマイクロスコープには、カメラや照明がついており、はっきりと拡大して見ることができるだけでなく、その映像を録画したり、写真に撮影することもできます。患者さんへの詳しい説明や確認などにも使用することで、十分なインフォームドコンセントに役立つだけでなく、今まで歯科医師に任せっきりで何をどのように治療されているのかわからない、といったこともなく、患者さんと一緒に考え、患者さんが望むような治療を実現することにもつながります。

虫歯はどこまで削るのが正しいか

話を虫歯の治療に戻しましょう。

多くの人が、虫歯に気づくとあわてて歯科医院に来るのは、このまま放置しておくとどんどん虫歯が大きくなって、もしかしたら耐えられないくらいの痛みを発したり、将来的には歯を失うかもしれないと心配になるからでしょう。

そして、虫歯になった部分をきれいさっぱり取ってしまえば、虫歯は完治して、歯を失う危機から脱せられると考えているのではありませんか。だから虫歯になったところはすべて残らずきれいにとってほしいというのが、多くの患者さんの願いでしょう。

では、どれだけの部分を取り除けば、虫歯はきれいにすべて取り除けるのでしょうか。

実はこれがとても難しいのです。

皆さんは歯の黒くなってしまった部分を虫歯だと思われるかもしれません。だから黒い部分がなくなるように削ってほしいのでしょう。しかし残念ながら、虫歯は白黒はっきりとしたものではありません。

日本歯科保存学会の『う蝕治療ガイドライン』では、「う蝕検知液」という溶液で歯を赤く染め、赤く染まった部分を虫歯と考えて削ることが推奨されています。薬で歯が赤く染まるのは、歯が脱灰して色素が染みてしまったことによって起こります。脱灰しているということは、虫歯菌に侵されているということです。

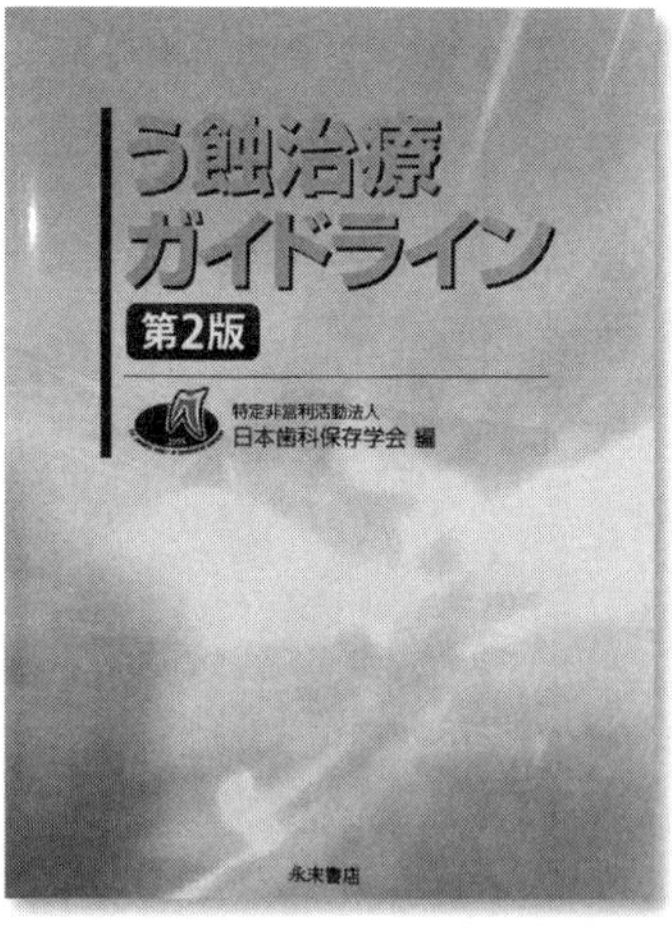

脱灰がすすんだところは濃い赤に、そして徐々にグラデーションのように赤色が薄くなっていきます。学会では染め出された歯の色を七段階に分類し、濃い方から三段目までは除去し、薄い方から二段目までは「除去しない」という目安を出しています。では中間の四段目と五段目の色の場合はどうしたらいいかという判断はとても曖昧です。実際の臨床の現場でもはっきりと色の判定をすることは難しく、結局は**どの程度まで脱灰した歯を削るかは、歯科医師それぞれの判断**に委ねられています。

たとえう蝕検知液で判断しようが、虫歯と健康な歯の境界は不明瞭で、**グレーゾーンが必ず存在**します。そしてその判断と治療は人の手で行われるため、虫歯が残る可能性も、健康な象牙質と同時に削られてしまう可能性も両方あります。

また、虫歯を完璧に削りたいと思えば、限りなく赤い部分を削っていく必要があります。しかしそうすれば、歯はどんどん少なくなってしまいます。しかもたくさん歯を削ることによって大きな穴が空き、神経に届いてしまうこともあります。

もちろん患者さんはそんなことはわかりません。

「虫歯が大きくて、神経に達していました。神経を取らなくてはなりません」と歯科医師に言われれば、「ああ、そうか」と思い、虫歯をきれいに取るためには仕方がないと神経まで取ることを納得するしかないでしょう。

削りすぎれば歯の寿命を縮めてしまうことは、多くの（すべての？）歯科医師の知るところです。しかし歯科医師も患者さんも、虫歯をすべて取りたいと思って削っていくうちに、歯はどんどん少なくなってしまいます。**歯を削るから歯がなくなる**わけで、その量と回数、そして修理をする人工物の量が増えれば増えるほど、歯が失われる可能性が大きくなるのです。

虫歯をしっかりと削ることで虫歯はゼロに近くなるかもしれません。しかしゼロになったという保証と確認する方法もまたないのです。しかも同時に、健康な歯も削りすぎてしまうという別のリスクを背負うことになってしまうのです。

ちなみに歯科医院のホームページなどを見ると、よく「〝**なるべく**〟〝**できるだけ**〟歯を削らない歯科治療をしています！」などと謳っていることがありますが、この〝なるべく〟〝できるだけ〟こそが曲者です。

なるべく歯を削らない治療を心がけますが、結局、歯は削りました、というのが多くの虫歯治療の現実でしょう。歯科医師の考える〝なるべく〟であって、患者さんが願う〝なるべく〟ではないのです。

生体反応を捉える

虫歯をどこまで削るか。その判断基準を、私は**患者さん自身の生体反応にある**と考えています。なぜなら一〇〇パーセントの虫歯は削っても痛くありませんが、健全な歯は削ると痛みを感じるからです。

虫歯を削ったときに痛みがあるのかないのかの判断を、他の歯科医師はできません。虫歯を削るときに麻酔をしてしまうため、本来、歯が感じるはずの感覚を消し去ってしまっているためです。ですから歯が発する信号である痛みの判断をすることなしに、う蝕検知液の色だけを頼りに、高速のエアータービンでガーッと虫歯を削ってしまうことができるのです。患者さんに少しでも痛みを感じるようなことがあれば、そのようなことは怖くてできません。

私が患者さんに麻酔を使わないのは、**どこまでが虫歯で、どこがグレーゾーンで、どこからが健全な歯であるかの判断を、患者さんとともに確かめながら、歯を削っていく**ことができるからです。そのため、柔らかな象牙質の部分はエアータービンを使わず、スプーンエキスカベーターという手用器具を使い、手作業で行います。

私が虫歯治療をするときは、もちろん歯科用のマイクロスコープを使用しますので、五倍にも一〇倍にも拡大した大きさで歯を見ることができます。大きく映し出された画像を見ながら、少しずつ虫歯の部分を手作業でカリカリと削っていきます。麻酔をしていないので患者さんはその感覚を感じることができます。ある部分まで削っていくと少しだけ痛みを感じるときがあります。患者さんは瞬間的に顔をそむけようとすることもあります。

ただそれは、耐えられないような痛みではないと患者さんは言います。私はそれを、歯が生きているための生体反応であると捉えます。ですので、患者さんが感覚を持っている部分は残し、痛みを感じない虫歯の部分のみをマイクロスコープの画像を見ながらできるだけきれいに取るようにしています。

このような治療を行うことで、**削る部分を最小限にした虫歯の治療**をすることができます。麻酔をすれば、歯科医師のやりたい放題に歯を削ることはできますが、**麻酔をしていない歯を扱うには、ていねいに優しく**と、とても根気がいるのも事実です。それは患者さんとともに歯を生かすための共同作業でもあります。

生きている歯の、生きたいという思いを汲み取るには、**生体の声に耳を傾ける**ことが何より重要なのだと私は思います。

第三章

歯の神経は取ってはいけない！

歯の神経を取るのは治療ではない

たとえばあなたが指を怪我して傷口を化膿させてしまい、ズキズキと痛むといって病院に駆け込んだとします。そのとき医師は「では、その痛い指を切ってしまいましょう」とは言いませんよね。

しかし歯科医師は、患者さんの歯が痛むとき、「歯の神経が炎症を起こしてしまっているので、神経を取りましょう」と、いとも簡単に言います。ときには、痛くない虫歯の治療を行っていて、「虫歯を削ったら、虫歯が神経に達してしまっていたので、神経を取るしかありません」と言う歯科医師さえもいます。

なぜ歯科において、これほど安易に歯の神経が取られてしまうことが多くあるのでしょうか。

一つには、**早急に痛みを取りたいという患者さんの希望**があります。そして歯を抜くのとは違い、歯の神経をとっても、すぐには大きな影響があるわけではありません。痛みから開放されたい！　その思いだけで患者さんは、それほど深く考えずに、歯の神経を失うことを良しとしてしまっているのではないでしょうか。

人間がこの世に誕生してから、寿命をまっとうするとすれば八〇年以上の人生があります。その命を長らえていく上で、**私たちの体に備わったものに、不必要なものなどありません。**内蔵や手足、耳や口や鼻、髪の毛の一本さえも、それぞれにしっかりとした**理由と機能をもって存在している**のです。

歯も、そして歯を支えている神経も、生涯を全うすべき私たちの生体の一部です。そして**一度失った歯も神経も、二度と再び手に入れることはできません。**

それなのにこれほどぞんざいに扱われる存在を、私は気の毒でなりません。

もし、私の歯科医院に来られた患者さんが、「歯が痛くて仕方がないので、神経をとってほしい」と言ったら、私はその治療を断り、「他の歯科医院へ行ってください」とお願いするでしょう。私は**歯の神経を取ることを、歯の治療だとは考えてはいない**からです。

なぜ神経を取らないのか

私がもう一一年以上、患者さんに麻酔をしたことがないと先に書きましたが、それは患者さんの歯を抜いたり、歯の神経を取る治療を行っていない期間と重なります。なぜなら、抜歯と抜髄を行うためには麻酔の使用が不可欠だからです。私が麻酔を使わずに治療が行えるのは、まさしく抜歯、抜髄をしないからなのです。

私が神経を取らないのには、次のように大きく五つの理由があります。

①歯の神経を取ることは、歯を殺すこと

歯の神経を取ること、すなわち抜髄は、血管（動脈、静脈）と神経を含む歯髄組織を取ることと同義であり、それは歯の生命を断つこと。これは医療ではありません。**人が自然に亡くなるまで、亡くならないように努力することが治療**です。同様に、**歯髄（歯の神経）が自然に死んでしまうまで残す努力をすることが、歯の治療である**と私は考え

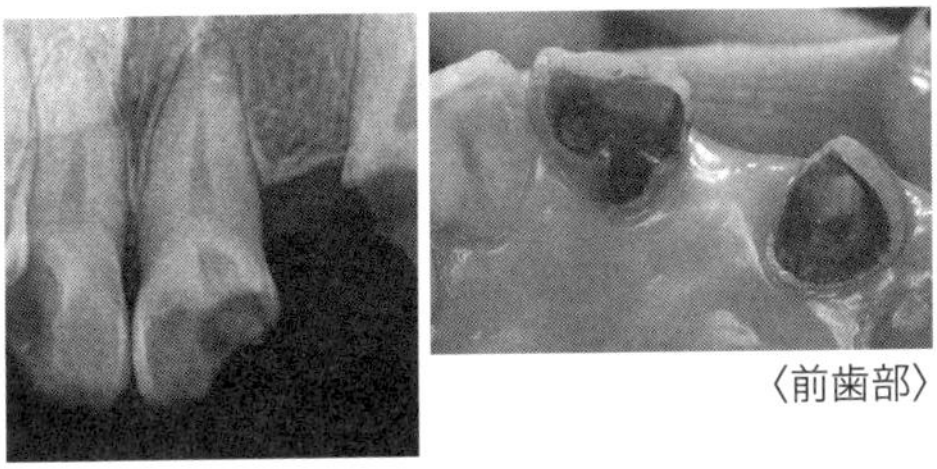

〈前歯部〉

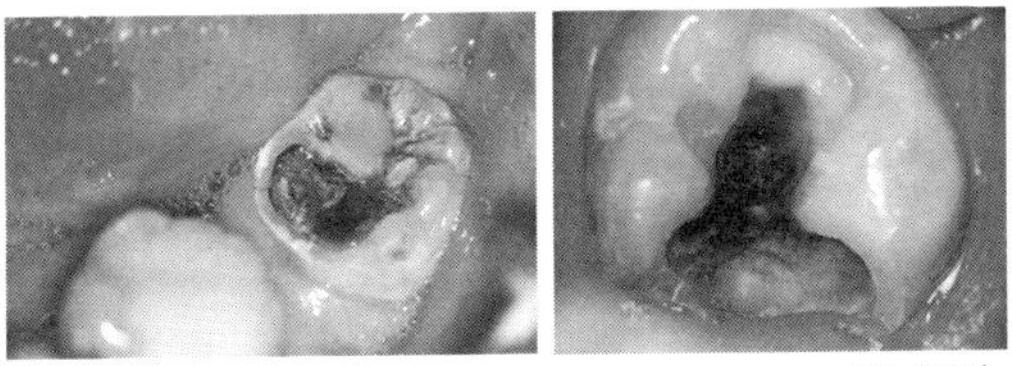

〈臼歯部〉

▶通常、「神経を取らなければならない」と言われる大きな虫歯

ています。

そして、不幸にも歯髄が死んでしまったら（失活《しっかつ》）、歯を生涯にわたって残すための、歯内療法（根管治療）を行います。

②歯の神経をすべて取ることは不可能

歯科の治療では、歯の神経という言葉がよく出てきますが、あなたは歯の神経を見たことがありますか？　これにはすべての人が「ノー」と答えることでしょう。実は私たち歯科医師も、**歯の神経そのものを見たことはありません。**マイクロスコープでもＣＴでも見えません。

歯の基本的な構造は、表面からエナメル質、象牙質、その内側には細かい血管や神経を含む歯髄と呼ばれる組織があり、それは細い根管の中に入っています。根管は植物の枝や根のように細かく分かれ、張り巡らされています。そのすべてをきれいに除去することは、マイクロスコープを使用したとしても不可能です。**必ず取り残しが出て**しまいます。

③根尖《こんせん》病変が発生する可能性がある

取り残した歯髄組織がやがて腐敗し、それが原因となって根の先に炎症が起こり（根尖病変）、腫れたり痛みが出たりすることがあります。また、骨を溶かしてしまうこともあります。

その場合には、再び被せ物や詰め物を外して根管治療をし直さなければなりません（再根管治療、感染根管治療）。そのために歯を削らなくてはならず、ますます自分の歯は少なくなってしまいます。

④神経をとってもその後に痛みが出る（残る）場合もある

神経を取れば、痛みから開放されると思われがちですが、そうとばかりは言い切れません。麻酔をして虫歯を削り、神経を取る処置をしたあとに、麻酔が切れるとズキズキとした痛みが起こることがあります。これは歯髄を掻き出す処置をしたときに神経を引きちぎってしまったことによる傷害か、神経の取り残し、また神経を取るときに使用する金属製の器具（ファイル）で根の先の歯周組織を機械的に刺激することによって生じる痛みです。

もともと痛みがあった虫歯の場合もありますが、これまでまったく痛みがなかった歯が、神経を取る処置をしたために痛みが発生してしまうこともあります。

⑤歯根破折《しこんはせつ》のリスクが高くなる

生きている歯は、歯髄の血管から栄養分を吸収し、丈夫な歯を維持しています。しかし失活によって象牙質が変化し、歯が弱くなるリスクがあります。論文では、「根管治療による歯の物理的性質はさほど変わらない」とされていますが、冷静に考えてみても、生きている歯と死んでいる歯では、異なるのは明らかです。生きている貝と、身を採ってしまった貝殻だけの貝では、まったく状態が異なるのと同様です。

また根管治療のために歯が削られて薄くなるので、その後、歯根破折を起こしてしまうリスクが高くなります。

歯の神経を取る処置は非常に手がかかり、歯科医師にとってはとても面倒な処置です。しかも歯内療法を受けた歯の根尖病変存在率は、国内の調査では七三・五二パーセントにも上るといわれています。このように根管治療というのはとてもリスクが高く、完璧に行うことはほとんど不可能だと、多くの歯科医師は考えています。

歯科医師は知っています。**神経を取った歯は、治療後、何年後かには再び何らかのトラブルが生じる確率がかなり高い**ことを……。しかしその場では、「これでしっかりと、根の治療ができました。これで大丈夫です」と笑顔で言うのです。

歯の神経は目に見えず、すべてを取ることはできず、必ず取り残しがあること。人間の技術では完璧という処置が行えず、後に再びトラブルを起こす可能性が高いこと。さらにこの処置を行うときには歯をたくさん削らなければならず、被せものや詰め物、根管に埋めるゴムなど、人工物が多くなることなどを問題と捉えています。**人の体はできるだけ人工物がないことが自然であり、人工物が増えれば増えるほど、口の中の健康を害し、歯の寿命は短くなります。**

そして生きている神経をわざわざ殺して取り去ってしまうのは、病気を治しているのではない。本当の歯の医療ではない、ということです。

神経を抜きたがる歯科医師たち

歯の神経を取ってしまう抜髄は、痛みが取れるというメリット以外は、歯にとって生きる力を失わせ、抜歯の可能性も高めてしまうなど、デメリットが大きくなります。それを熟知しているのは、患者さんたちよりも歯科医師自身です。

最近では「なるべく神経を取らない治療」を掲げている歯科医院も増えてきたように思います。しかし、〝なるべく〟ということの言葉に引っかかりませんか。「なるべく神経を取らない努力をしましたが、残念ながら今回は神経を取りましょう」という言い訳をするための〝なるべく〟が、歯科医療では本当によく使われます。

実際には私の元を訪れる患者さんたちは、すでに何本かの歯の神経を失っていることがとても多く、また「他の歯医者さんで神経を取りましょう」と言われて、どうしても神経を取りたくなくて、私の歯科医院に足を運ぶ方も、麻酔をしたくないと言われる患者さん

▶歯髄温存療法の概念図

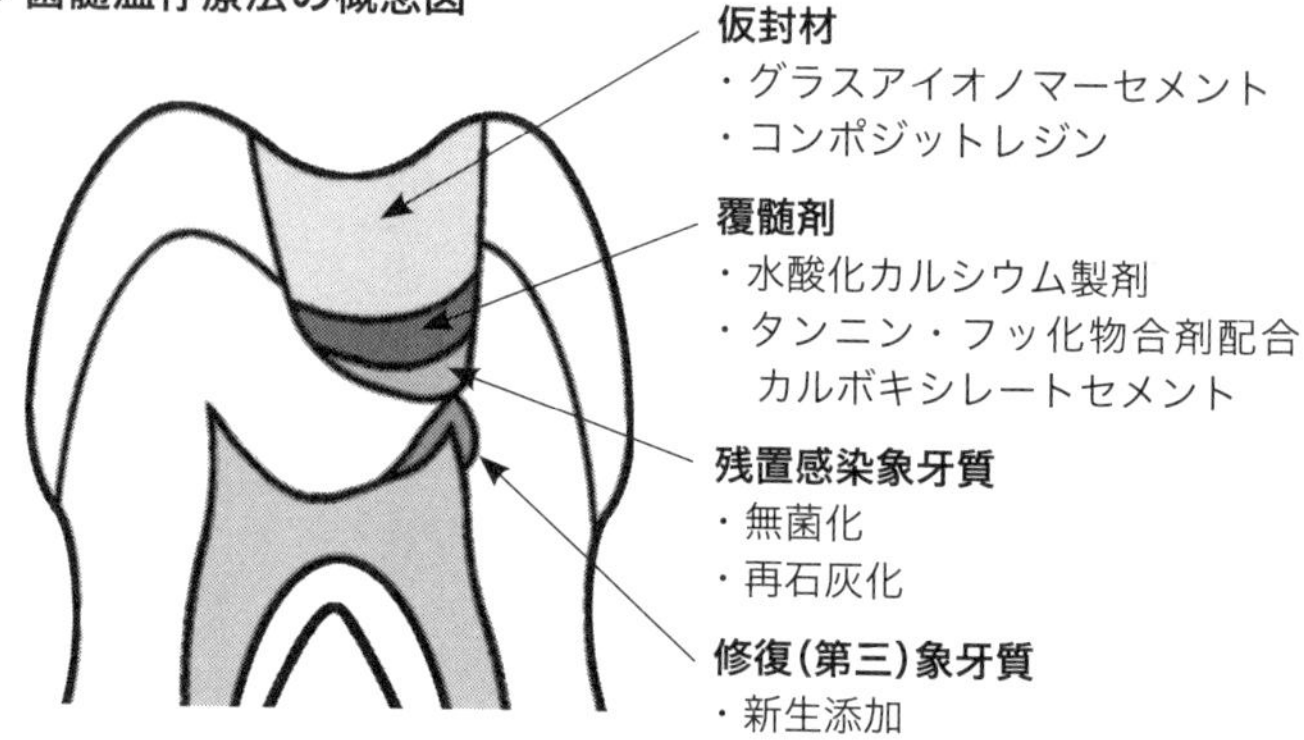

覆髄剤応用と、う蝕象牙質の段階的除去により、感染象牙質の無菌化、再石灰化、ならびに修復（第三）象牙質の形成誘導と促進を図り、露髄を回避する。

と同じくらい多くいます。

しかし私は、こうしたすぐに歯の神経を取ってしまう歯科医師たちの気持ちも十分にわかります。なぜなら私も二〇年以上保険診療を行ってきたからです。保険診療の制度が、歯科医師に神経を残すよりも取る道を選ばせる、と言ったら驚かれるでしょうか。

まず、歯を削っていて歯髄にまで達してしまったときの治療法は、神経を残すか取ってしまうかの二択です。

保険診療を行う歯科医師は、虫歯の神経を残すためには、二〇〇八年（平成二〇年）度より新規医療技術として保険導入された「**歯髄温存療法**（ＡＩＰＣ）」という治療法を選択することができます。

歯髄温存療法（ＡＩＰＣ）とは、虫歯が象牙質の深部にまで進行し、歯髄に近接する症例において、現在ある虫歯を徹底してきれいに除去しようとすると神経が出てしまう場合は、虫歯を全部取らずに残すことで歯の神経を残すことを目的とした治療法です。

虫歯を残したままで大丈夫なのかと不安に思われるかもしれませんが、この治療法では虫歯を痛みのない範囲で除去した後、覆髄剤を貼付して、残置した感染象牙質の無菌化や再石灰化、さらには修復（第三）象牙質の形成を促進して治癒を図る治療法です。こうして三ヵ月以上様子を見て、痛みなどの臨床症状がないこと、歯の神経が死んでいない（エックス線写真上で根尖部に透過像がない）ことが認められれば、暫間《ざんかん》修復材、覆髄剤を除去し、残置した感染象牙質が乾燥・硬化していることを確認して、詰め物・被せ物をして治療を完了します。

虫歯を残しつつもしっかりと殺菌することで菌の繁殖を防ぎ、期間を空けて様子を見ながら、歯髄を残す方法です。

しかしこの方法は、もともとあまり成功率が高くありません。そのため途中で歯髄に痛みが出たり、神経が死んでしまった場合には、神経を取る歯内療法へと変更するように指導がされています。ここで歯科医師にとって極めて辛い現実が突きつけられます。歯髄温存療法が失敗すると、先に行った処置は無駄であったとみなされて処置点数が引かれてしまうのです。その内訳は次のようになります。

- 最初から神経を取った場合（大臼歯三根管）↓一回の処置で五九六点（収入五九六〇円）
- 神経を残す処置（ＡＩＰＣ）をした場合↓この処置で一八八点（収入一八八〇円）
- 神経を残す処置（ＡＩＰＣ）をして、三ヵ月以内で神経を取ることになった場合↓神経を取る処置五九六点―神経を残した処置一八八点＝四〇八点（収入四〇八〇円）

神経を残す治療は手間がかかる割に点数が低く、しかも失敗したらさらに減額！　最初から神経を取る処置を行った場合と比較すると、収入は一八八〇円も減少してしまいます。

また、神経を残す治療を行った後に、神経があるために「痛みが出た」などと患者さんから言われる可能性もあります。成功率が低いということは後々、痛みが出たり、再び治療をしなければならないこともあり、患者さんからのクレームの種にもなりかねません。

手間と時間がかかるわりに保険点数は低く、儲からず、患者さんからの反応も不安。歯科医師の立場からすれば、あまりにメリットが少なく、それならばあえて冒険をして（？）、神経を残せるかもしれない治療にチャレンジする歯科医師はほとんどいない、というのが現実です。

さあ、あなたはこんな歯科医師たちに、大切な自分の歯を守ってもらえると思いますか？

第四章

麻酔をしない、痛くない、虫歯治療

はしもと歯科の虫歯治療

麻酔をしないのに痛くない治療など可能なのだろうか――。

そう疑問に思われる方も多くいると思います。歯科の治療は痛みを伴うため、麻酔をしなければ治療はできない。それがこれまでの歯科治療の常識だったからです。

しかし現実に、これまで私はずっと麻酔を使わずに治療を行ってきました。麻酔を使わずとも、歯科治療を行うことは十分に可能です。ただ実際には、どんな歯科医師でも麻酔なしに虫歯の治療ができるわけではありません。私はさまざまな経験を通して、麻酔を使わずに患者さんに痛みを与えない治療をするにはどうしたらいいかを考え、試行錯誤を重ねてきたからこそ現在に至っているのです。

こうした中で得られた技術をここでは症状別にご紹介していきましょう。

●小さい虫歯・神経との距離がある場合

見た目に黒くぽつんとなっていたり、歯と歯の合わせ目に小さな虫歯ができてしまっている。小さく欠けてしまった歯、フロスをしたときにちょっと引っかかりがあるなど、しみる、痛いなどの不快感はないものの、ちょっと違和感があるといったような状況の虫歯では、どのような治療が必要でしょうか。

小さくて、深く浸透しておらず、自覚症状もほとんどないような虫歯は、基本的にはすべて除去することをめざします。しかし、どこまでが健康な歯で、どこまでが虫歯かの境界線はなく、グレーゾーンが存在するため、とても判断は難しくなります。

もし、虫歯をすべて完璧に取りたいのならば、怪しいグレーゾーンもすべて除去してしまえばよいわけですが、そうすると

▶小さな虫歯

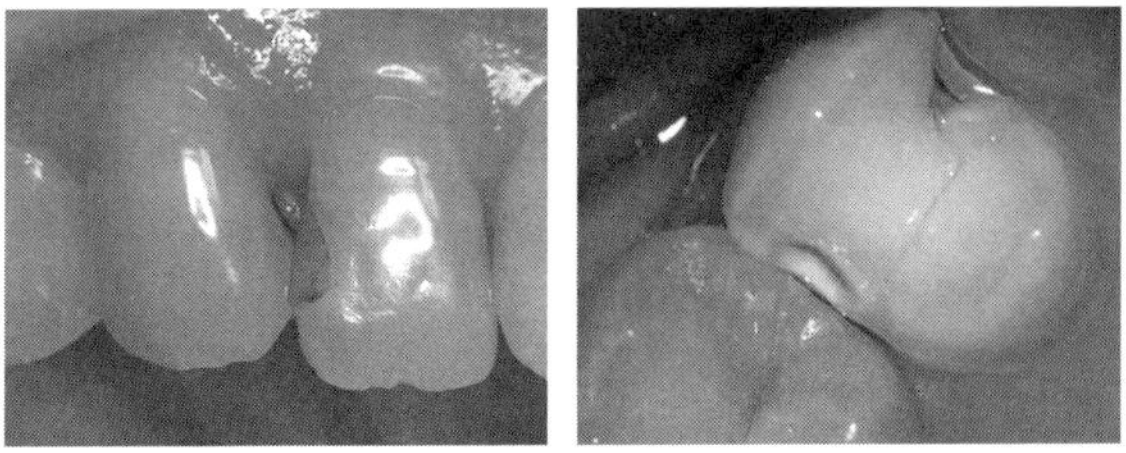

歯はどんどん削られてしまいます。このどこまで虫歯を取ればいいかは、歯科医師の判断に委ねられます。それは**歯科医師の技術の差というよりも、患者さんの歯をどれだけ守りたいか、という意識の違い**によるものなのかもしれません。

歯の一番外側のエナメル質は、削っても痛みを感じないので、麻酔をする必要はありません。しかし多くの歯科医院では、こうした小さな虫歯であっても麻酔をします。歯は、エナメル質とその下の象牙質との境がもっとも敏感だといわれていて、もしエナメル質から象牙質にまでたどり着いてしまったとき、患者さんに「痛い」と言われて、評判を落とすことを嫌がるからです。

私は、こうした小さな虫歯の場合、できるだけ虫歯の部分だけを削って、健康な歯を残したいと考えています。それを実践するために必要なもの。他の歯科医師と私の歯科治療との間に一線を画す部分があるとすれば、ここにあるといえましょう。

私が虫歯治療をするために欠かさないこと、それが**マイクロスコープ（顕微鏡）**と、**麻酔をしないこと**、なのです。

マイクロスコープを使うことで、歯を拡大して見ることができ、肉眼で見るよりも数十倍も細やかに虫歯の状態を把握することができます。マイクロスコープで捉えられた画像を見ながら、最初にエナメル質の部分をエアータービンで削っていきます。顕微鏡を使う場合、細かな作業が可能となるため、エアータービンの先端の歯を削るバーも細いものを使用しています。一般的なエアータービンの先端のバーは直径一ミリ前後ですが、私が使用しているものは最小のもので約〇・四五ミリしかありません。そのため一気に虫歯を削ることはできませんが、そのかわりに少しずつ正確に削ることができます。

もう一つのポイントが麻酔を使わない、ということです。

私は硬いエナメル質の部分は機械を使って削りますが、その内側の柔らかな象牙質の部分はスプーンエキスカベーターという手用の器具を使い、虫歯の部分を削り取ります。このとき、虫歯の部分を削っても痛みはありません。患者さんが**少しでも痛みを感じれば、そこは正常な部分である**ことがわかります。これは麻酔をしていては絶対にわからない生体反応です。痛みといっても、瞬間的に感じるもので激痛が走るわけではないので、患者さんにとっては歯を守るためには十分に我慢できる程度の痛みです。

どこを触ると痛いのか、痛くないのか、私は患者さんの反応を見ながら、ていねいに、優しく、ゆっくりと、虫歯の部分を削り取っていきます。こうすることで、無駄に健康な歯を削ることなく、虫歯をきれいに削ることができます。

●大きな虫歯・痛みがない場合

すでに何度か虫歯の治療を行っていた歯の詰め物や被せものが取れてしまった、歯が欠けてしまったなどで、痛みがない場合の歯科治療について説明します。

虫歯は大きいけれど痛みがなければ、まだ歯髄炎にはなっていない状態です。この場合、患者さんは虫歯の治療だけをして神経は残したいと考えます。しかし、こうした状況でも一般の歯科医院では治療をはじめると神経を取られてしまうことがほとんどです。

治療の過程でさらに歯を削ることで痛みが発生し、神経が出てしまう可能性が高く、神経が出てしまった場合には、神経を残す「直接歯髄保護処置」ではなく、神経を取る処置を選択してしまうからです。**歯はまったく痛くなかったのに、歯科医院へ行って治療をしたら、歯の神経を取られてしまった、**ということが本当に多く起こりえます。

患者さんは、虫歯はすべてキレイにとってほしい、取り残しは不安だと考えます。また

▶痛みのない大きな虫歯

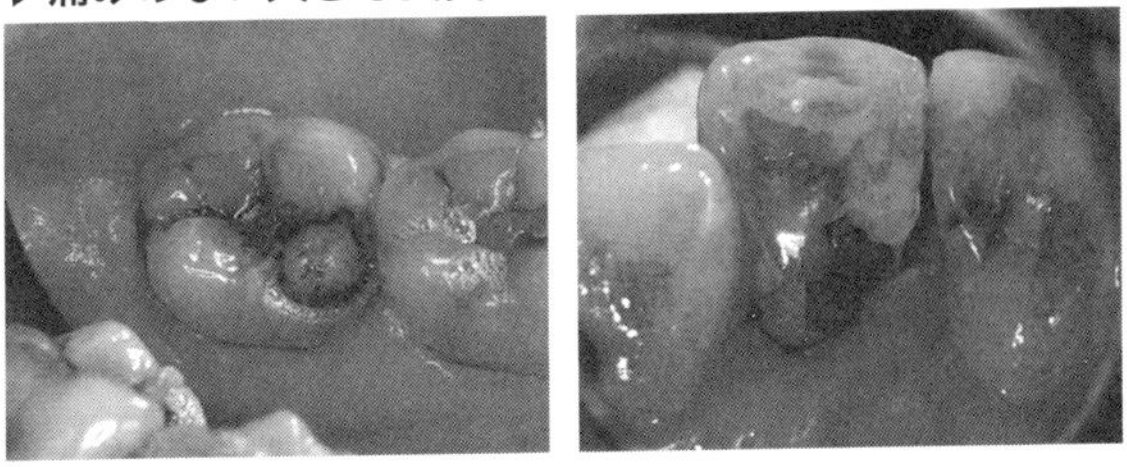

歯科医師も虫歯はすべて取らなければダメと考えます。こうした患者と歯科医師が出会うと、考えが一致しているので、麻酔をして歯を削り、結果的に歯髄が出てしまい、抜髄への流れができてしまいます。

こうした状況は、**虫歯＝悪**として、すべてを取り去ろうとする考え方が招いているともいえます。患者さんも歯科医師も、虫歯をすべて削り取ることが治療だと思い込んでいます。先にも述べたように、健全な部分を残して虫歯のみをすべて除去することは不可能に近く、完璧に近づけようとすればするほど、歯は多く削られてしまうことになります。

本来、**歯の神経が出るところまで削りすぎない**、というのが大きな虫歯を処置するときに心がけたいことです。私たち歯科医師は、患者さんの歯をどれくらい削ると神経にまでたどり着くかを、レントゲンで横側から撮った写真を見て、ほぼその深さを頭で理解します。しかし治療では、歯を上から見て削っていくわけですから、**正確な深さはわかりません。まさに勘だよりになる**わけです。しかも現代の高性能なエアータービンを使うと、あっという間に歯が削れてしまい、気がついたら歯髄が顔を出していた、という状況になってしまうことが多くあるのです。

神経が出てしまったら、神経を抜く処置をするか、神経を保護する処置をするかの二者択一になりますが、神経を保護する「直接歯髄保護処置」は、保険で認められている治療にも関わらず、一五〇点×一〇円＝一五〇〇円と面倒で儲けが少ないことに加え、成功率が五〇～八〇パーセントと必ずしも良好な成績が得られるわけでもないため、多くの歯科医師はやりたがりません。もちろん削るのを止めて、患者さんに「**神経を取りますか？それとも保存する処置をしますか？**」などとていねいにたずねることもしません。「虫歯が大きくて神経まで達していますので、神経を取るしかありませんね」という話の流れになります。

私の治療は、神経を取らないことが基本にあるので、虫歯が大きくて神経に近いという理由で、痛みのない歯の神経を取る、という気持ちにはなりません。たとえ痛みがあっても、同じです。

そこでこのような虫歯が大きく、たくさん削ると神経が出てしまう可能性のある虫歯では、象牙質の部分をスプーンエキスベーターを使って注意をはらいながら、手作業でかき出していきます。その作業はもちろんマイクロスコープを使用して数十倍に拡大した歯の細部までをしっかりと見ながらの作業です。

麻酔を使わないため、患者さんの虫歯のどの部分までが感覚がなく、どの部分がまだ生体として感覚があるのかがわかります。感覚のある象牙質の部分に触れると、患者さんは少し痛みを感じて瞬間、顔をそむけようとします。私はその反応をしっかり捉えられるので、それ以上に強い刺激を与えることはありません。ですので我慢できないほどの痛みを与えることは一切ないのです。

このように患者さんの様子を見ながら、ある程度の虫歯を取っていくと、象牙質の奥にある歯髄に近づいていきます。私は、**これ以上削れば歯髄に到達しそうであれば、まだ虫歯が残っていてもここで削ることをやめます。**

繰り返しますが、私はまだ生きている神経を残すための処置こそが、最善の治療だと考えています。これ以上虫歯を削ると歯髄が出てしまう場合には、虫歯を残す、という選択をします。これは**歯髄を露出させない**ということです。

虫歯を残したままではどんどん虫歯が広がっていって歯が痛くなり、もっと大変な治療になってしまうのではないか。これまでの常識にしばられている患者さんなら、当然、そのように思われることでしょう。

ここで、第三章でご紹介した「歯髄温存療法」を思い出してください。この治療法でも、神経を残すために削りすぎずに虫歯を残し、そこに覆髄剤を貼付する治療法が、保険適用の治療法として認められています。すなわち、学会でも認められているエビデンスの確かな治療法です。しかし虫歯を残した場合、その後の処置を綿密に行わなければ、この治療法の成功率を高めることはできません。

私は「歯髄温存療法」をベースに、マイクロスコープを使って時間をかけてていねいに、こまやかな処置を行うことで、虫歯を削る量をコントロールし、治療後も神経が生き延びていく可能性を高めています。

さらに「歯髄温存療法」では、虫歯を残した歯に対して水酸化カルシウム製剤やタンニン・フッ化物合剤配合カルボキシレートセメントを貼付することによって、虫歯の原因となる細菌数を減少させ、虫歯になった象牙質の再石灰化を促す、とされています。

私は日本歯科保存学会が推奨するこの二種類の覆髄剤以外にも、ＭＴＡセメント、ドックベストセメント、混合抗菌剤（３ｍｉｘ）の三種類の覆髄剤を使用する治療法も導入しています。

ＭＴＡセメントとは、Mineral Trioxide Aggregate の頭文字をとったもので、一九九八年（平成一〇年）にアメリカで開発された、歯内療法用の無機生体材料です。根管充填剤、穿孔封鎖剤、逆根管充填剤、直接覆髄剤などの用途で、世界的に普及しました。その後、日本では二〇〇七年（平成一九年）に歯科用覆髄材料として薬事承認され、市販されています。その性質は、硬組織形成誘導態、良好な生体親和性、封鎖性が高いことなどがあります。

ドックベストセメントは、アメリカで開発された殺菌作用のある銅が配合され、さらに複数のミネラルが含まれている歯科用セメントです。特徴は、虫歯菌を殺菌する銅イオンを半永久的に出して虫歯を殺菌し続け、さらに含まれているミネラルにより、やわらかくなってしまった虫歯部分の再石灰化を促してくれるといわれています。

混合抗菌剤（３ｍｉｘ）は、メトロニダゾール、ミノサイクリン、シプロフロキサシンという三種類の抗生物質を混ぜて作られたもので、抗生物質を使って虫歯菌を殺菌します。治療では、神経が露出しない程度にていねいに虫歯を取って、洗浄・消毒を行ってから覆髄剤を貼付し、暫間修復（仮封）や、レジン・金属・ジルコニアなどで閉鎖します。

ちなみにＭＴＡセメント、ドックベストセメント、混合抗菌剤（３ｍｉｘ）は、保険診療としては認められていませんので、自由診療でしか治療を受けることができない歯科材料です。さまざまな選択肢があり、どの治療法がベストなのかは患者さん一人ひとりによって異なります。私は患者さんにすべての覆髄剤の利点・欠点を十分に説明し、ご自身で選択してもらいます。

たとえば金属アレルギーを心配して「素材に銅が含まれるドッグベストセメントは嫌だ」とおっしゃる方もいますし、「抗生物質が苦手」とおっしゃる方は、混合抗菌剤（３ｍｉｘ）以外の選択肢から選んでいただきます。

どの治療法がベストかというのではなく、患者さんが最も納得のいく治療を行うことが、患者さんにとってのベストであると私は考えています。

●大きな虫歯・痛みがある場合

冷たいものや温かいものを食べたり飲んだりしたときに歯がしみる。あるいは歯ぐきがズキズキする、ジーンとするなど、歯に痛みや不快感があるときは、歯の神経が炎症を起こす、**歯髄炎**になっていることが推察されます。

自発痛またはその既往がある場合、日本歯科保存学会では「**歯髄温存療法**」**は非適応**として、抜髄（神経をとる）処置が適応とされています。患者さん自身も、「痛みをすぐに取りたい、この痛みに我慢ができない」というのであれば、神経を取るという歯科医師の言葉に、むやみに反論はしないでしょう。

これが一般の歯科治療です。しかし私は神経を取る歯科治療は行いません。もし、私の歯科医院に来て神経を取ってほしいと言われても、「それなら保険診療を行っている歯科医院へ行かれて、神経を取ったほうがいいですよ」と言います。自由診療でなくても、保険で十分できる処置だからです。

▶痛みのある大きな虫歯

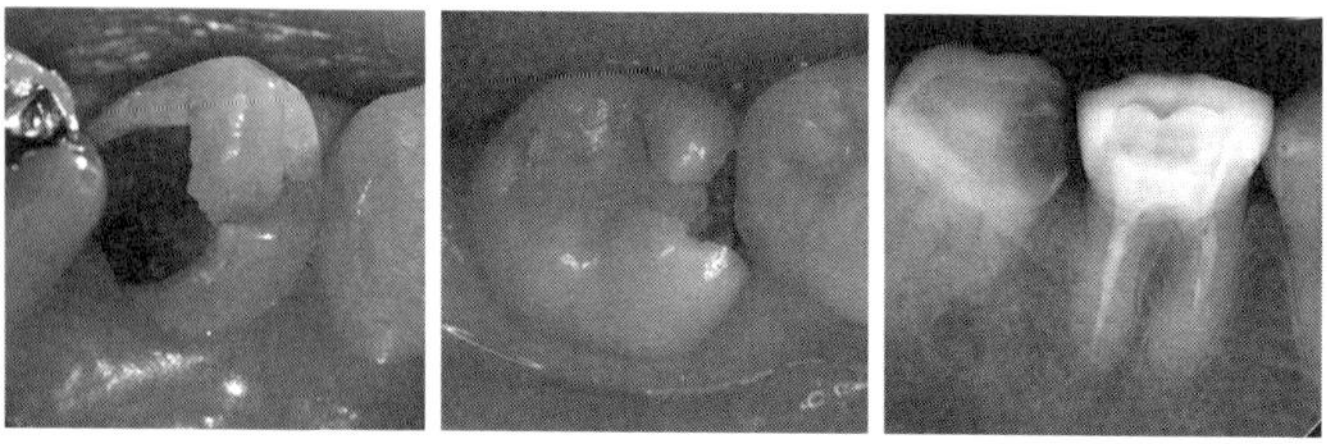

さて、大きな虫歯で痛みがあるという患者さんが来て、それでも麻酔をしない、痛くない、神経を取らない治療が可能なのかと、多くの方は疑問に思われるでしょう。しかしそうした診療は実際に十分に可能であることを、私はこれまで多くの患者さんたちと共に実証することができていますので、安心してください。それには**最初に、十分なカウンセリングが必要である**ことを付け加えておきます。

こうした治療に際して、私が特に配慮していることが、**新たに痛みを与えない治療を行うこと**です。今ある痛みをすぐに取ることはできませんが、痛みへの対処方法を施し、そしてそれ以上に痛みを与えないことはできます。

その方法はそれほど難しくなく、まず虫歯に詰まっている食べかすやプラークを取り除きます。その後、虫歯を除去できるところまで除去しますが、歯を刺激しないようにタービン等の機械を使わずに手作業で、スプーンエキスペーターを使い、優しくていねいに、時間をかけてかき出していきます。こうすると、ほとんどの患者さんは、強い痛みを感じることはありません。

ある程度虫歯を取った後に、まだ歯髄が出ていない場合であっても、すでに歯髄が出てしまっている場合（露髄）であっても、痛みがない大きな虫歯と同じように、歯髄を残す処置を行います。

それぞれの処置では、五種類の覆髄剤《水酸化カルシウム製剤／タンニン・フッ化物合剤配合カルボキシレートセメント／MTAセメント／ドックベストセメント／混合抗菌剤（3mix）》の中から患者さんが希望する覆髄剤を使っています。空いた穴に覆髄剤を貼付すると、その刺激で痛みを感じることがあります。そのときはすぐに除去して、異なる覆髄剤に変更します。痛みが増加しない覆髄剤を選択することで生体反応を見るのです。

治療の過程で患部を覆髄剤で覆ったり、水やエアーの刺激で痛みを感じることがあります。これは麻酔をしていてはまったく感じない感覚です。生体の反応を通して、**体が何を受け入れ、何を避けるべきなのかを知る**ことができます。**生体にとって痛いことをしない**

ということを心がけて、患者さんの反応を敏感に感じ取り、ていねいに処置を行うことで、麻酔がなくても十分に治療をすすめることができます。

また、**歯髄に触れると必ず痛みがあるというわけではない**ことも、私は長年マイクロスコープを使用して麻酔をしない治療をする中で実体験として感じています。一般の歯科医師は神経の治療を行うときは常に麻酔をしていますから、本来の神経の反応について知ることはできません。しかし、私はすでに歯髄が出てしまった状況の虫歯治療を麻酔なしでたくさん行ってきました。

その症状はさまざまで、もちろん痛みを強く感じる歯髄もありますが、優しく触れただけでは痛みを感じないで触れた感触だけがするという歯髄もあります。またときには、最初に触れたときは痛く感じたけれど、二度目に触れたときには大丈夫だったという人もいます。

こうした生体の反応はさまざまです。歯科医師が目で見て、この神経の状態だったら痛いとか、痛くないとかを判断するのはとてもむずかしく、個々の人によって、体調や気持ちの持ち方、また時間の経過によっても異なり、その判断はその時にしかできないということです。

また、**同じ痛みであっても、触れ方によって変わる**こともわかりました。

たとえば転んで膝に擦り傷ができたとしましょう。まだ血が滲んでグチュグチュとした状態のときに、その傷を強く叩いたりこすったりすれば、悲鳴を上げるほどに痛いはずです。しかし優しく包み込むように触れてみたらどうでしょう。少し痛いかな、程度で十分に我慢ができるのではありませんか？

虫歯や神経の治療も同様で、優しく処置をすればそれほど痛みを感じることなく、我慢できないほどの痛みを感じることもありません。もしそうした強い痛みを感じそうになったときは、手を止めれば痛みは止まります。マイクロスコープを使うと、肉眼での治療のように**大きく手指を動かす動作はしない**ので、より刺激を少なくする処置が可能です。

ちなみに歯を削ったときに小さくピンポイントで露出する歯髄の状態を、肉眼では捉えることはできません。マイクロスコープによって拡大することで、露髄の状態を把握することができます。このため、歯髄の位置や状態を把握しながら優しくていねいに処置をすることは、顕微鏡治療でないと極めて難しく、また**細かな作業には時間がかかります**。歯科医師にとっては根気と集中力も求められます。こうした環境と手間と時間をかけてまで患者さんの神経を保存する治療を行いたいと考える歯科医師は、ほとんどいないというのが現実です。

何を詰めるのか？

医科と歯科の違いは、医科が人の病気を治すことを目的としているのに対して、**歯科は歯の修復を歯科治療だと思いこんでいる**ことにあります。歯科医師は歯の病を治すことができないため、患者さんは虫歯や歯周病の治療を受けても何度も再発し、最終的には歯を失ってしまうのです。

もし**歯科医師たちが完全に虫歯や歯周病を治すことができていれば、この世から虫歯や歯周病がなくなっている**はずですが、未だに多くの人たちが歯科医院に通い続け、生涯にわたって治療と称した人工物を口の中に入れる修理を繰り返しているのです。

私が現在のような歯科医療をめざすきっかけともなった飯塚哲夫先生の講演で、飯塚先生は世界中の歯科医師が虫歯を治せずに、一度修復した歯は何度も修復治療を繰り返し、最後は抜歯という経過を辿るのが世界の常識となっていると指摘しています。治療してもその治療は必ずやり直しになり、それを繰り返して結局その歯は抜歯されてしまいます。飯塚先生はそれを〝death spiral〟であると指摘し、そこにはまり込んでしまう一番の理由として、**二次カリエスの発生と充填物の破損**を挙げています。そして〝death spiral〟に巻き込まれないために最も重要なことして、〝充填の概念〟を変えることだと指摘しています。

〝充填の概念〟を変えるとは、どういうことでしょうか。それは「充填」を「歯冠修復」と考えず、「**う窩《か》の閉鎖**」と考えることです。ちなみにう窩とは、虫歯によって空いた穴を指します。飯塚先生はこの「う窩の閉鎖」こそが虫歯という病気を治す、医療であると訴えます。

身近な例で説明すると、あなたが包丁でパックリと指を切ったとしましょう。大きな傷口が開いてしまったため、医師は糸で傷口を縫って閉じる治療を施しました。その時、**傷口から体内に入った細菌をゼロにしようと、皮膚を削り取ってから縫うことはしません。**

それでもしばらくして傷口はきれいに閉じられ皮膚の内側の傷ついた細胞も元通りに治癒し、細菌もゼロになります。こうして完治した傷は、五年後、一〇年後に内側から炎症を起こして再発するということはありえません。なぜならば傷口がしっかりと閉鎖されることで、皮膚の内側に細菌が入り込む可能性はなくなるからです。

これを虫歯に置き換えてみましょう。**虫歯は、歯・食物・細菌の三つの条件が重なって生じます。**どれか一つをゼロにすれば虫歯にはなりませんし、虫歯予防になります。ですから虫歯で歯に穴が空いてしまったとしても、そして虫歯を多少取り残したとしても、穴を完璧に塞いで「う窩の閉鎖」ができれば、**食物・細菌が歯の内部へ入り込むのを断つ**ことができます。それができれば再び虫歯になることはなく、**虫歯は完治した**ということができます。

虫歯を修理ではなく〝治療〟するためには、一度

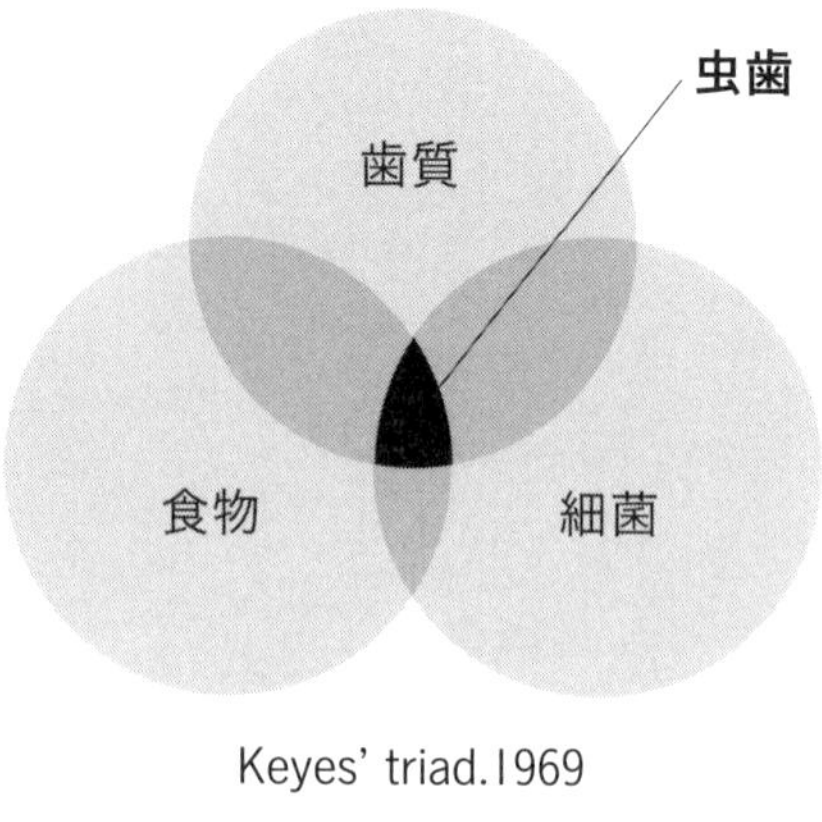

Keyes' triad.1969

治療をした虫歯を再発させない、完璧な閉鎖が必要となります。そのため重要なのが、「虫歯でできた穴に何を詰めるのか？　何で修復するのか？」という材料の問題とその方法に行き当たります。

なぜならば皮膚は縫合すれば生体の持つ生命力、自然治癒力によって皮膚が再生するからです。しかし歯を削り、詰め物をしてもそれは生涯にわたって異物であり、歯と同化することはありません。むしろ時間が経つことによって、詰め物が劣化したり破損して歯との間に隙間ができると、う窩の閉鎖ができなくなります。失敗です。そこから細菌が侵入して再び虫歯を発症してしまう可能性が高くなります。よって**歯に詰める人工物は、できるだけ長期にわたって（できれば生涯にわたって）大きく削れたり、壊れたりしないもの**が望ましくなります。特に歯と接する辺縁が欠けないことです。

歯の命を最大限に伸ばす、虫歯の再発を防ぐために、現在の歯科材料でもっとも優れているものは、メタルインレーであるというのが飯塚先生の結論であり、私もその意見に同意します。

メタルインレーとは患者さんにとっても多分馴染みのある材料で、保険適応なので奥歯

▶メタルインレーで治療した歯

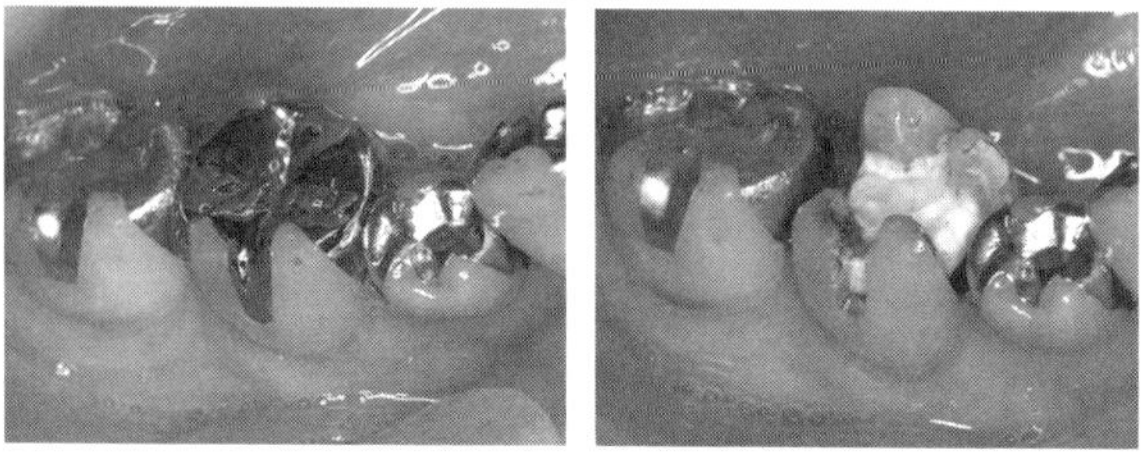

の虫歯治療にいちばんよく使われる銀色をした詰め物（金銀パラジウム合金）です。ちなみに私自身が受けた虫歯治療で奥歯に詰めたメタルインレーは、三〇年以上にわたってトラブルになっていません。

メタルインレーは、噛む力に耐えられる強度があって、弱くなった歯質を守ってくれるので、虫歯の再発を防ぐことができる最も適した詰め物だと考えられます。

近年、メタルインレーに代わる歯科素材として、コンポジットレジンが最新の充填材料としてすすめられています。コンポジットレジンは歯科用のプラスチックで、色が歯に似ているので治療をしても目立たず、仕上がりもきれいなことから患者さんの評判もいいようです。

しかし**奥歯（臼歯）の噛む面とその間の虫歯治療では、私はコンポジットレジンをおすすめしていません。**なぜなら、治療

▶ジルコニアインレーで治療した歯

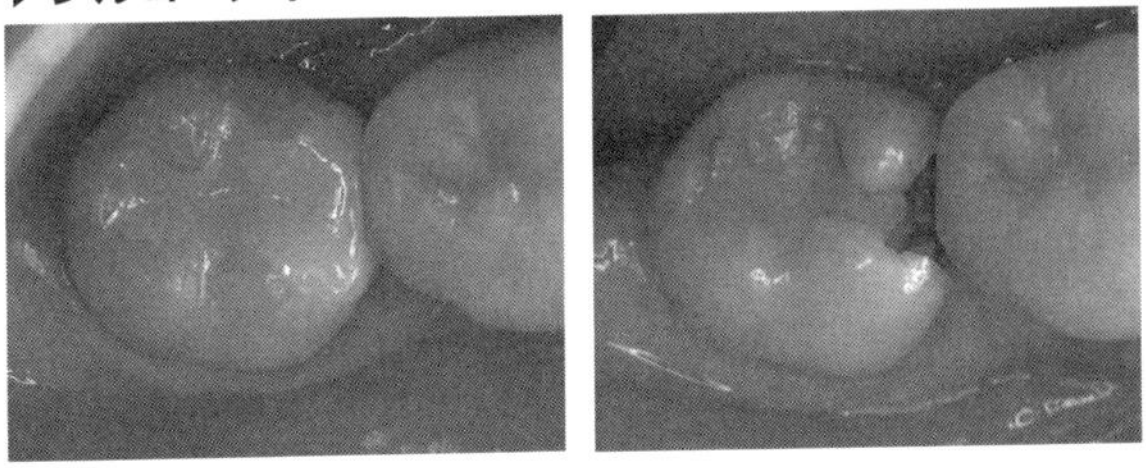

してすぐは見た目も白色できれいなのですが、強度が強くなく、奥歯では噛む力が原因となって摩耗、破折《はせつ》、レジンが固まるときに生じる重合収縮による辺縁の漏洩《ろうえい》が起こり、二次カリエスややり直しが必要となることがとても多いのです。また時間が経つと変色し、接着力も低下します。**「う窩の閉鎖」の失敗イコール「虫歯治療の失敗」**、すなわち治療ではなく修理です。何度もやり直しをすることで、毎回歯が削られていき、最終的に神経を失い、歯を失う可能性が高くなります。

　前歯であれば、奥歯ほど噛むときに力がかからず、歯の色に近く目立たないというメリットもあるので、前歯の治療ではコンポジットレジンとなります。

　また最近はメタルインレーのような強度を維持しながら、コンポジットレジンのように歯の色に近いジルコニアという歯科素材も人気です。ジルコニアインレーは人工ダイヤモンドともよばれるほど強度が強く、また自然な歯に近い色を再現できます。インレーの金色や銀色に抵抗感のある方は、ジルコニアインレーが良いでしょう。

ただしメタルインレーはほどよいやわらかさがあり、歯と一緒に少しずつ摩耗していくため、長年使用しても違和感がありませんが、ジルコニアインレーは自然の歯よりも硬いので、長年使用していると噛み合う歯が擦り減るという欠点があります。

それぞれにメリット、デメリットがあり、それを**納得して選択するのはもちろん患者さん自身**です。

その後はどうなるのか？

虫歯の治療後、まったく違和感も痛みもなければベストですが、ときには痛みが出たり、時間が経ってから神経が死んでしまうこともあります。どのような場合にそのような症状が出るのか、またその際の対処法について、私は次のような考えのもとで処置を行います。

●痛みがない虫歯の治療後

もともと痛みがなかった虫歯を治療した場合、治療後に痛みが出ることはほとんどありません。それには**治療中に痛いことをしない、痛みを与えない**ことが重要で、削る、水で洗う、空気乾燥するときに、痛みが生じないように気を配って治療を行っています。そうすれば治療後に痛みが出ることはほとんどないでしょう。

もし痛みがあるとすれば、詰めた覆髄剤、セメント、レジン等、これらは人工物ですのでその刺激で後に症状が出てしまった場合が考えられます。治療中に痛みを感じたときは、こうした人工物を直ちに取り除き、痛みの出ない覆髄剤等に置き換えます。

治療後に痛みが出た場合は、どのようなときに痛みが出たのか、その状況を患者さんから聞き取り、認識します。それぞれの原因に合わせ、噛んだときに痛みがあれば、そこで噛まないように注意して必要があれば噛み合わせを調整する場合もあります。冷たいものや温かいものが滲みたときは、そうしたものはしばらく避けるようにしてもらいます。

また、患者さん自身にも歯ブラシでゴシゴシ過度にこすらない、指や舌で歯を押さないなど、刺激を与えないように注意してもらいます。バランスの良い食事をして睡眠を十分取るなど日常生活にも気を配り、自然治癒力を引き出すように心がけることも大切です。

こうして痛みが出た歯は、**刺激をしないように安静を保つ**ことを第一にし、歯髄の回復を待ちます。

●痛みのある虫歯の治療後

虫歯の痛みは歯髄の炎症によって起こります。適切な治療によって歯髄の炎症が治まれば、痛みもなくなります。しかし歯髄の炎症がすぐには治まらないこともあります。ときには治療後に再び痛みが出てくることも考えられます。その痛みが我慢できないのであれば、一般的には麻酔をして神経を取る処置が行われます。しかし私は麻酔も神経を取る治療も行わないので、再度、患者さんに十分説明して、このまま様子を見たいと希望されれば、しばらく経過を見ます。すると次第に痛みがおさまってくる人がほとんどです。

そのとき、神経の状態は二つの場合が考えられます。**神経が生きている状態か、神経が死んでしまった状態**です。

人間の体には怪我や病気を治す自然治癒力が備わっています。炎症を起こした歯髄が、自分の内に備わる治癒力で回復させることができれば、神経は生き延びます。しかし、時間の経過とともに死んでいく神経もあります。

私は神経を取る（殺す）ことはしませんが、治療の経過の中で神経が死んでしまうことはやむを得ないと考えています。虫歯が進行し、歯髄が死んでしまう方向に向かっていれば、どんなに治療を尽くしてもその流れを止めることはできません。**自然の流れを止めることはできない、不可能という原則**があります。

死んでしまった歯の神経は、レントゲンでも、ＣＴでも、電気歯髄診断でも完璧に判断することはできません。唯一、正しく確認する方法は、直接歯髄に触れてみるしかありません。私は自然に歯髄がすべて死んでしまったことを確認した後に、歯を残す歯内療法を行います。

あなたのその虫歯は、治療後はどうなるのか？

それは治療を行った歯科医師にもわからない、と言ったら無責任だと思われるでしょうか。しかし考えてみてください。私たちは自分の体であっても、その**未来を誰も知ることはできません**。明日、突然に心臓や脳の病気で、死んでしまうかもしれない、そんな不確かな未来を誰もがはらんでいるのです。

あなたの治療後の歯の未来は、他人である歯科医師でもなく、あなた自身の思いでもなく、あなたの体、すなわち**あなたの歯髄組織が決める**、ということです。

第五章

歯を守る本当の歯科治療とは

これまでの歯科治療を疑ってみよう

私は大学を卒業してからずっと歯科医師という職業にプライドを持ち、私の歯科医院を訪れてくれる患者さんの歯を守るために、ベストな治療をしようと心がけて仕事をしてきました。ところが前述した飯塚哲夫先生の講演を聞いて、頭をハンマーで殴られたようなショックを受けました。歯科医師は虫歯の治療をしていない、修理をしているだけにすぎないのだという言葉に、私はこれまでの自分を否定されてしまったように思いました。しかし同時に今までの疑問がすべて腑に落ち、一気に霧が晴れたのです。

そして私は、虫歯を詰めるだけの歯大工ではなく、本当の歯科の医師になろうと強く思いました。ここでは、そのときに考えた本当の歯科医師とは何かを改めて伝えてみたいと思います。

私は飯塚先生の講演を聞いた後に、興味が湧いて歯科医師の成り立ちについて調べてみました（残念ながら、歯科大学では歯科医師の歴史についての講義はありませんでした）。

すると、医者と歯医者では大きな違いがあるのを知ることになりました。歯医者という名称には〝医者〟という文字が含まれるため、人の病を治す医師というカテゴリーの中の、歯の治療を専門とする医療者であると信じていたのです。ところが現実には医者と歯医者はまったくの別物で、歴史や法律の中でも異なるものとして存在していたのです。

まず歯医者を示す英語のデンティスト（Dentist）という単語は、もともとフランス語のDent（歯）と～iste（～をする人）が組み合わされたもので、「歯に手を加える人」を意味します。これは言い換えれば「歯抜き師」という職人のことです。ここには医師や医療という概念はまったく含まれていません。

アメリカでは一八四〇年に世界初の歯科医学学校が開設されています。創設者のハイデンとハリスは当初、医師の一種として歯科医師を育成するつもりでした。しかし、アメリカの社会や歯科以外の医師たちが、歯科を医療の一部と認めていなかったため、結局デンティストたちが学んだのは、医療という知識ではなく、技術や芸術的側面ばかりを重視したものでした。皮肉にもこの歯科医学校の開設によって、医学と歯科の境界が明瞭になっていったのです。

また日本では、江戸時代より前から「口中科」という口や歯を診る医師はいましたが、歯の修復はやっていませんでした。江戸時代になると義歯制作や抜歯を生業とする「入れ歯師」「歯抜き」などの職業が登場しています。彼らは医師として扱われることはなく、職人の一種とされたのです。

明治に入り、アメリカ人のデンティストであるエリオットからデンティストリーを学んだ小幡英之助《おばたえいのすけ》が、一八七五年（明治八年）に新たに設けられた「歯科」の名前で医術開業試験に合格し、日本人初の歯科医師となります。四年後には「歯科」が正式に認められ、「口中科」と「歯科」が明確に分離されるようになりました。

教育においても医科大学と歯科大学は分離され、医師と歯科医師は、まったく別の教育を受け、まったく別の資格を持ち、大きな隔たりがあります。

医師は人の病を治すための医療を学びますが、歯科医師たちは大学の六年間で学ぶことは歯を削り、神経を抜き、歯を抜き、歯並びを整え、人工物を入れるための技術で、多くの歯科医師はそれで自分たちは歯の医療を行っているのだと誤った「医療観」のもとに、さまざまな歯の悩みを抱えている患者さんたちと向き合っているのです。

歯科医師たちがどんなに虫歯や歯周病の〝治療〟を行っても、結局、虫歯や歯周病で歯は失われていきます。それは歯科医師が病気を治すことができていないということです。つまり歯科医師たちは歯の病気を〝治す〟のではなく歯を〝直す〟ことを治療だと言っているに過ぎません。そして病気の根本から〝治す〟ことができず、〝直す〟ことでその場しのぎをした歯は、最終的に〝death spiral〟に巻き込まれ、歯を失う過程をたどってしまうということです。

私は、歯を〝直す〟歯科医師ではなく、〝治す〟歯科医師になるためにはどうしたらいいのかを考えました。そして、それには医師のように人が持つ生きる能力、生体がもつ力をより深く理解し、寄り添うことが大切だと思い至ったのです。

歯は人間の生体の一部ですから、自分で治そうとする〝**自然治癒力**〟があります。たとえば歯のエナメル質の部分は、虫歯菌によって歯が溶け出しても口の中の唾液による再石灰化によって、再び健康な歯になることができます。神経が炎症を起こしズキズキしたり、また歯ぐきが化膿してしまったとしても、時間の経過とともに炎症が静まっていくことがあります。

私たちの体には、体内に侵入してきた細菌と闘い、正常な状態に戻す力や、傷ついた細胞をもとに戻そうとする自然治癒力が備わっています。治療とは、本来この自然治癒力を上手に生かして、病を治していくサポート役なのではないでしょうか。

自分の体も歯も、**最終的に治すことができるのは、自分自身**。自分の中の生きたいという力こそが、病を克服するための最大の特効薬なのです。

私たち歯科医師のあるべき姿は、目の前の壊れかけた歯を修理したり、傷んだ根を取り去るのではなく、そこにある生命力を信じ、その人が持つ生命力、自然治癒力を信じながら、**生体の一部である歯を生きながらえさせることに尽力する**。それこそが本当の歯科治療だと私は考えます。

たとえ明日、亡くなってしまうかもしれない患者さんでも、今日できる最上の処置、治療をするのが医療ではないでしょうか。それと同じ考えで、私は歯科治療を行っています。

痛みが出る、出ない。病気が治る、治らない。神経が生きる、死ぬ。これらはすべて、**その人の生体（体）があなたの意思とは関係なく、勝手に行っている**ことです。すなわち明日のあなたは生体が決める、ということであって、たとえ**自分の体でも思い通りにはな**

らないということです。

それは治療を行う歯科医師の立場であっても同じです。私は歯科医師として最上の治療を施したとしても、それがうまくいくかどうかは患者さんの「**生体が判断する**」ということです。治療の責任を放棄しているように思われるかもしれませんが、それが現実です。

ですから、「**何もしない**」ということも一つの選択肢となります。しばらく経過をみることで時間が解決し、答えを出してくれます。私はこれを〝**待ちの治療**〟と考えています。

そして私が歯を抜かないのも、神経を取らないのも、生きて存在するものから命を奪うのではなく、最大限、生きながらえさせる努力を尽くすことが歯科〝医師〟の役割だと考えているからです。

歯科医師のための歯科医院

私は自身の、歯科医師としてのあるべき姿を見つけ出しましたが、多くの歯科医師たちが本来あるべき医療と向き合わず、歯の修理にばかり一生懸命になってしまうのはなぜでしょうか。ひとつには日本の歯科の歴史的な背景と、さらに現在に至るまでの教育がそのようなあり方を肯定し続けているからでしょう。私たち歯科医師は、患者さんの歯を見るだけで、**患者さん自身を診ることをしていなかった**のです。私自身、大学を卒業してからずっと、歯の修理をすることが歯の医療だと信じて、患者さんのためにと歯を削り、神経を取り、抜歯を続けた時代がありました。

歯科医師が、本来のあるべき医療と向き合うことができないのは、これまでの教育ももちろんですが、日本の歯科医師たちがおかれている状況にもよるところが大きいと私は考えています。歯科医院は今、とても厳しい経営環境におかれているのは第一章でも説明したとおりです。より多くの患者さんを受け入れ、より多くの虫歯を削って、詰めたり、被せたり。さらに抜歯をして、入れ歯や差し歯、できればインプラントにしていただければ、歯科医師としてはこれほどうれしいことはありません。患者さんの歯が悪いほど、歯を失うほど収入は増えます。経営を守るためには、背に腹は代えられないとは言い過ぎでしょうか。

世の歯医者さんはより多く患者さんに通ってもらい、もし気になるところがなくても三ヵ月に一回位はメンテナンスに通っていただくことをベストだと考えています。そうすれば定期的な収入を得られるだけでなく、ちょっとした虫歯であってもすぐに治療を勧めることができます。歯をどんどん治療したい歯医者さんに足繁く通えば、小さい虫歯でもすぐに発見されてどんどん削られ、歯髄が炎症を起こしていれば神経をとられ、歯が折れてしまえば抜歯される。この**修理の果てに待っているのは、何本もの歯を失ってしまった老後**です。

私は、歯医者に真面目に通えば通うほど、失う歯の数は増えると考えています。

自由診療という選択

日本の医療は、国民皆保険という制度によって守られています。世界中に蔓延した新型コロナウイルスでは、海外では高額な医療費が払えないと、病院にも行けない感染者が多く出て、それが拡大の要因になったともいわれています。国民皆保険は貧富の差の分け隔てなく十分な医療が受けられる、素晴らしい制度だと思います。私も体調が悪くて医者にかからなくてはならないときは、もちろん保険証を持って病院にかかります。

しかし歯科に関しては、特に私がその当事者であるからかもしれませんが、この保険制度にはさまざまな問題があるように感じています。

現在の保険制度では行ったことに対して保険を請求する、すなわち出来高払いで保険点数が決められています。歯を削って何点、詰めて何点、被せて何点、根の治療をして何点、というように一つ一つの処置で点数が決められています。保険点数一点が一〇円で計算され、患者さんは窓口でその一割から三割を支払います。

患者さんにとっては、どこの歯科医院で、どの先生に治療をしてもらっても、かかる費用は変わらないため安心感があります。では歯科医師の立場になるとどうでしょう。たとえば経験四〇年の大学教授でも、大卒一年目の新人歯科医師であっても、同じ処置であれば保険点数は変わりません。経験値やキャリアはまったく保険の点数には還元されません。また神経の治療をするときにも、取り残しがないようにていねいに時間をかけてやっても、大雑把に処置を終わらせたとしても、やはり金額は同じです。

経営者の視点から考えると、儲かる歯科医院というのは若手の（まだ給料の安い）歯科医師を多く雇い、個々の治療時間はなるべく少なくして、多くの患者さんを診ることになります。もちろん良心的な歯科医師は多くいますが、根本的な問題として保険制度の上では、良い治療をしても評価がされず、質より量が収入増へとつながるという現実があります。

私は、患者さんの思いをできるだけ実践することができる歯科医師になりたいと思っていました。しかし**患者さんの希望を優先して、自分が納得のいくまで時間をかけていねいに治療を行うと、一日数人しか患者さんを診ることができません。**とても保険診療では経営が成り立たなくなりました。

保険診療では、私が思っている歯科治療を実践することはできない。それが私が自由診療のみの歯科医院を開業するに至った大きな理由です。

自由診療の誤解

歯科の自由診療というと、何を思い浮かべますか？　健康保険では認められていない、たとえば金やセラミック、ジルコニアなどの高額な材料を詰め物や被せ物に使用するときや、あるいは歯列矯正などの審美的な改善、人工の歯根を埋め込むインプラントなどを受ける際の選択だと思われているのではありませんか。

多くの歯科医院は保険治療を行いながら、個々の状況によっては自由診療も導入しているため、患者さんはこのようなイメージを持っているのではないでしょうか。

自由診療の定義は、保険外で行う診療のことをさし、保険の適用を受けずに治療を行うことです。保険では認められていない高額な材料や、歯をきれいに見せる、歯並びをきれいにするなど審美性の高い治療をするときのものだと思われる方が多いのですが、それだけではありません。**保険のルールにとらわれない、患者さんや歯科医師の要望に沿った治療を行う際にも、自由診療は行われます。**

私が自由診療専門の歯科医院を開業したのは、高い材料を使いたいとか、審美歯科の治療を行いたいとかという理由ではありません。私が**一人ひとりの患者さんと向き合い、その患者さんが求める要望に応えながら、ベストな治療を行おうとすると、残念ながら保険治療ではできなかった**から、それだけの理由です。

無駄に多くの歯を削り、まだ生きられるかもしれない神経を取り、保険のルールに合わせた仕事をしたくなかった、というのが私の心の声です。

私が目指す自由診療とは、**患者さんの〝自由〟と、私（歯科医師）の〝自由〟を実現させる診療**です。

患者さんの自由とは、患者さんが望む歯科治療を実現することです。他の歯科医院では「麻酔をしなければ治療ができない」「この歯は抜くしかない」「神経を取りましょう」と、自分の望まない治療を提示されても、「ノー」と言うことができなかった。そんな患者さんたちに、自分が希望する治療を実現させてあげるのが私の仕事です。

また、私にとっての自由とは、私自身が考える歯科治療のあり方を理解していただいた方にのみ、治療を行うということです。ちょっと傲慢に思われるかもしれませんが、私の治療方針を理解していただけないままに治療を行っても納得されず、良い結果が出ないこともあります。それではお互いのためになりませんので、私の治療を理解していただけない患者さんには、治療をお断りすることもあります。

患者さんの自由を聞くと言いながら、自分の自由を主張するのは、相反することのように思われるかもしれませんが、これまでいくつもの歯科医院を訪ねて、納得のいく歯科治療が受けられなかった患者さんが私の診療所を訪れ、カウンセリングなどでお話をすると、ずっと私の考えを理解していただけることがとても多いのです。

麻酔をしたくない、歯を抜きたくない。そうした悩みの背景には、本来、人としてもっている生体の力を最大限に生かしていきたい、そのために求められる考え方と、私の治療は不思議と合致するものなのだと実感させられました。

私が行っている診療形態では、次のような特徴があり、これは自由診療だからこそ実現が可能なのです。

●カウンセリングに時間をかけ、患者さんの希望をしっかりと聞き、それから治療方針をたてる。
●歯を生体の一部として捉え、〝歯科治療〟を行う。
●一人の患者さんの治療に十分な時間をかけることができる。
●最新の機材や材料を自由に使える。

これは、患者さん側の立場からすれば、次のようなメリットが考えられます。

- 要望、希望に十分に配慮してくれる治療が受けられる。
- 治療方針、費用に関して納得して治療が受けられる。
- 歯科医師が自分だけに集中して治療を行ってくれる。
- 最新の治療が受けられる。

はしもと歯科のシステム

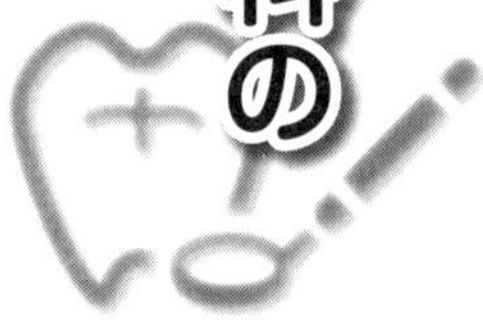

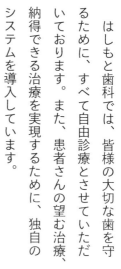

はしもと歯科では、皆様の大切な歯を守るために、すべて自由診療とさせていただいております。また、患者さんの望む治療、納得できる治療を実現するために、独自のシステムを導入しています。

まずはお電話ください。

歯科医師、または歯科衛生士が電話にて対応します。

初診料・診査診断・カウンセリングの費用をお伝えします（レントゲン撮影・ＣＴ撮影が必要な場合は別途費用がかかります）。

ステップ1

システム紹介
予約申し込み

ご了承いただけましたら、診察日を決めてご予約ください。費用を所定の口座にお振り込みいただき、その確認をもってご予約の確定となります。予約後の変更・キャンセルされた場合は、別途、変更・キャンセル料が発生しますのでご了承ください。

なお、治療内容および治療費用等の質問は、診査診断を行ってからの説明となります。電話では正確な回答ができませんので控えさせていただいております。

オンライン診療・カウンセリング

遠方の方、お忙しい方、初診時の費用、交通費を抑えたい方のために、オンライン診療・カウンセリングも行っています。電話にてお問い合わせください。有料となります。

ステップ2

初診
診査・診断・カウンセリング
（約2時間）

当日は、次のような流れで初診を行います。

問診票の記入↓口腔内診査↓口腔内写真撮影↓デジタルレントゲン撮影↓CT撮影↓診断↓説明↓カウンセリング↓治療方針の決定↓治療費用の決定

※デジタルレントゲン撮影・CT撮影を希望する場合は有料。

はしもと歯科では、自由診療で応急処置が必要と考えられる場合を除いては、初診時に患者さんの歯の治療を行っていません。その理由は、その日に初めて会う相手に対して、その人にとってのベストな治療がまだわからないからです。その方の考え方、物事の見方、性格、人生観、期待度、相性等がまったくわからない人間同士がこれから〝歯〟を通して関わっていくのです。医療は人と人との関わり方です。歯科

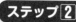

医師と患者のお互いの「目的」が一致すること。そのような関係を構築し、同じ目的に向かってすすむことがゴールに向かうためには大切なことだと考えています。

初診で行うカウンセリングで、患者さんの歯の状態を把握し、また患者さんの要望を聞いた後に、現在の歯科治療でできること、できないこと、できる可能性のあることをお話しします。そして、それぞれの治療での利点（メリット）と欠点（リスク）をご説明します。

私が考えられるすべての可能性をお話し、患者さんも自分の不安や思いをお話くださり、互いに納得がいく治療法が決まれば、この段階で八割以上の治療が終わったのと同じです。

ただし治療への誘導はしません。なぜならご自身がしっかりと考えて、自分の納得のいく治療法を選択してくれることがベストだからです。私と話していてこの治療が良いと思ったけれど、家に帰ってよく考えたら、別の選択の方が良いように思えた、ということも少なくないはずです。ですのでカウンセリングを行った当日に、次回予約は受け付けていません。じっくり費用等も含めてよく考えて決断してから、治療のご予約は電話にてお願いしております。

ステップ3

治療開始

いよいよ治療がスタートです。

私の歯科医院では、一日に二人の患者さんしか診ていません。午前中と午後の一人ずつ、次の患者さんのために治療を急ぐということはありません。一人の患者さんにじっくりと時間をかけて向き合います。

患者さんも受け身になって、「先生にお任せします」というのではなく、ご自身の希望や疑問、確認したいことがあれば治療に入る前におたずねください。私からもご質問させていただきます。

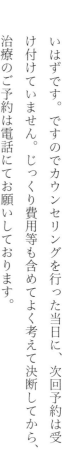

はしもと歯科の治療は、患者さんに次のようなお約束事をさせていただいています。

・原則すべて顕微鏡（マイクロスコープ）を使用します。
・麻酔は行いません。
・痛いことは行いません。
・治療途中・治療後に、静止画像・動画にてご説明をします。
・ていねいに治療します。

治療後は、患者さんのご都合に合わせて、次回予約を取っていただきます。以降、治療プランに沿った治療を行っていきます。

はしもと歯科のカウンセリング

私は、初診で行うカウンセリングを最も重視しています。このカウンセリングの時間が最も大切で、重要な意味があります。患者さん自身が自分の歯を守るために、主体性を持って考え、納得いく選択をしていただくことで、そこから私と患者さんの二人三脚の歯科治療がスタートするのです。

カウンセリングは、ご本人だけでなくご家族の方も同席して説明を聞いていただくことをおすすめします。また、治療は希望しないでカウンセリングのみでも大丈夫です。

一般の歯科医院では、よく無料カンセリングを行っていることがあります。患者さんにとって親切なように思われますが、無料で、人も場所も時間も割いて行われるカウンセリングでは、必ず利益が得られるように誘導されます。こんな治療法がありますとカードを並べて、どれか一枚を選択させ、次のステップに進んでもらうための無料カウンセリングです。

はしもと歯科のカウンセリングが有料なのは、その先の利益につなげるための誘導を行わないためです。相応の費用をいただくことが、患者さんに対しての私の誠実さの証です。

カウンセリングを一回受けるだけでももちろん構いません。なかには歯にいろいろな不安を感じているため、カウンセリングのみ二回、三回と通われてゆっくりと自分の歯の将来について考えている、そんな方もいらっしゃいます。

遠方の方、お忙しい方は、まずはオンラインでのカウンセリングという方法もあります。

こんな患者さんたちに対応しています！

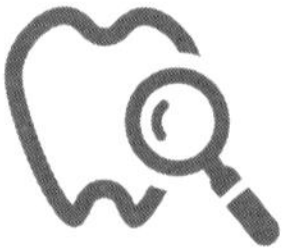

・麻酔をしたくない（麻酔自体が嫌いな方）。
・痛くしないで、ていねいに削ってほしい。
・歯をなるべく削らないでほしい。
・歯をまったく削らずに詰めるだけにしてほしい。
・歯の神経を取りたくない。
・歯を抜きたくない。
・親知らずの虫歯でも、歯を残したい。
・レントゲンは撮りたくない。
・金属を使った詰め物をしてほしくない。

・水が染みるので、水を使わずに治療してほしい。
・消毒薬など、薬はまったく使わないでほしい。
・薬（抗生物質、鎮痛剤など）を飲みたくない。
・治療台をあまり倒さずに治療してほしい。
・あまり口を大きく開けられない。
・治療の説明を詳しくしてほしい。
・治療の経過を写真や動画で確認したい。
・自分の歯が心配で、いつも不安を感じている。

どんな悩みでもご相談ください。じっくりとお話をして一緒に解決策を探り、納得のいく治療をご提供します。

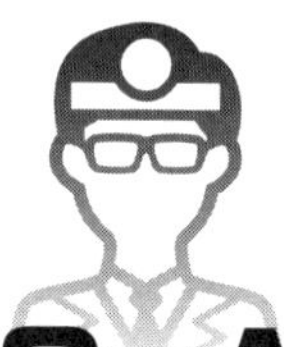

Q&A

あなたの疑問に答えます！

Q 本当に麻酔をしないのですか？

A 本当です。当院に麻酔薬は置いてありません。無いので、できません。

よく、他の歯科医院で「麻酔をしないと治療ができません」と言われたという患者さんが来院されますが、本当に患者さんが痛みを我慢できずに麻酔を必要とするのは、歯の神経を取るときと、抜歯するときです。

しかし、はしもと歯科では、生きた神経を取ることも、歯を抜く治療も行っていません。

虫歯でズキズキと痛んで来院された患者さんも、麻酔は打ちたくない、痛み止めの薬も飲みたくないと言って我慢していると、痛みがすっと消えるときがきます。神経が自然に死んでしまったときです。その後、希望があれば根管治療を行いますが、そのまま何もしないで様子をみることもあります。どちらにしても生きた神経を抜くことはしないので、麻酔は必要ありません。

また、どんなにグラグラでも大きな虫歯で根だけになっていても、生まれもった歯をわざわざ抜くことはしません。「抜歯は治療の放棄」だと考えているからです。自然に抜けるまで残す努力をすることが治療。抜歯をしないから麻酔は必要ないのです。

それ以外では、本来麻酔をしなくても十分に治療は可能と考え、実践しています。だからはしもと歯科には麻酔を置いていませんし、麻酔を使用する治療は行っていません。

Q 麻酔をしない治療では、痛みを我慢しなければいけませんか?

A いいえ。治療によって新たな痛みを与えない、ということです。

痛くない虫歯で来院された場合は、痛くしない治療を行います。痛みがあって来院された場合は、痛みが増すような治療はしない、ということです。

たとえば虫歯を削ることで痛みが増せばすぐに中止します。エアーをかけて痛みを感じればエアーをかけない、水をかけて痛みを感じれば水をかけない。薬剤を貼付したとき、セメントを詰めたときなども同様に、痛みがあればすぐに中止をして他の方法を選択したり、しばらく様子を見たりします。

痛みは患者さんにしかわかりませんが、それは生体反応であり、生きた体が訴える症状に耳を傾けながら、体に負担のかからない治療法を選択していきます。麻酔をすれば何も感じることができず、体にとって求められる方法を選択することができません。患者さんと歯科医師が二人三脚でベストな治療法を進めていく上で、麻酔をしないことはとても重要なことです。

さまざまな工夫を重ねれば、治療はできます。

Q 虫歯を削ると痛いんですよね。

A いいえ。虫歯は痛くないんです。

虫歯が進行して「歯髄炎」になると、炎症を起こして痛くなります。ですから治療前に痛くなくて、歯を削っていたら痛みが出たときは、正常な象牙質を削ることによって出た痛みなのです。皆さんは「虫歯を削ると痛い」と思い込んでいます。歯科医の「虫歯だから削ると痛いんです。だから麻酔をしましょう」という説明は、本当は間違っているのです。

削ることで痛くしたのです。誰が？ 歯医者が！ ということです。

初めから麻酔をして削ったら、どこが痛くてどこが痛くないのか、見た目、色ではまったくわからないのです。痛みを判断できるのは、患者さん自身だけなのです。

Q

虫歯が神経の近くまで深くなっているので、神経を取らないとダメだと言われました。残す方法はありますか?

A

私は、歯の神経をとること(抜髄)は、歯の治療ではないと考えています。

多くの歯科医師は抜髄を歯の治療と考えていますが、安易に歯の神経を取ると、歯の寿命は確実に短くなってしまいます。

神経を残すための治療法として、保険診療を対象とするものでは「歯髄温存療法」がありますが、意図的に虫歯を残して治療するなどのリスクもあります。

手を怪我して化膿したからといって、化膿した部分を削り取ることはしないでしょう。歯も同様に残すための最善の治療を施してその結果を待つという選択肢を考えてみてはいかがでしょうか。

はしもと歯科では、どんな虫歯であっても、神経を取ることは絶対にしません。神経を残すための治療方法の選択肢を患者さんにお話して、どの方法が良いかを考え、納得していただいた上で治療に入ります。〝できるだけ〟ではなく、〝必ず〟神経を残します！

そのためにマイクロスコープを使用して、ていねいに時間をかけて治療にあたっています。神経を残す治療の詳しい方法は52ページを参照してください。

Q できるだけ歯を削らない、治療法はありますか？

A 歯を守るためには、麻酔をしないことです。

一般の歯医者は、「できるだけ削りません」とよく言いますが、それは歯科医の基準で、患者さん（生体）にとっての立場ではないのです。削るのを止められるのは、患者さんの「痛い」という感覚だけです。熱いやかんを触って「熱い！」と手をパッと引くのと同じ、正しい生体反応です。

また、削らなければならない虫歯の部分だけを削り取るためには、エアタービンを使うと削りすぎてしまうので、エキスカベーターという器具を用いて手作業でていねいに行うことが理想です。もちろんマイクロスコープを使用すれば、患部をより正確に捉えることができるので、細部にわたってていねいに虫歯を掻き出すことができます。

Q 親知らずが虫歯になったら、抜かないといけませんか？

A たとえ虫歯になっていても歯を残すべきだと考えています。

親知らずは不要だから、抜歯したほうが良いかとよく聞かれますが、親知らずも生体の一部であり、人の体に不必要なものは一切ない、意味があるから存在しているのです。

治療の限界があるかもしれませんが、親知らずであっても残す最大の努力をすることが治療だと考えています。

Q

金属アレルギーが心配で、以前は銀歯だった奥歯を白いきれいなセラミックにしました。でも水が滲みたり、ときどき痛みもあります。原因は何でしょう。

A

急速に歯が削られ、生体が対応できなくなったのでしょう。

歯の詰め物をセラミックに替えるとき、麻酔をして歯を削りませんでしたか。麻酔をすると痛みを感じなくなるので、必要以上に歯が削られてしまう可能性が高いのです。そのときは気づきませんが、後日、あるいは数ヵ月経って痛みが出てくることがあります。

「自然に削れた」と「削った」は大きく違います。経過する時間が違うのです。急速に歯が減少したことに生体が対応できなくなっているのです。経過としては、少しずつ治まってくる場合と、痛みが増してズキズキしてくる場合があります。なるべく患部を刺激しないようにして、硬いものを噛んだり、熱いものから冷たいものなどの温度差を避け、舌や指で押さえないなどで、回復を待ちましょう。

おわりに

二〇二〇年一月、中国・武漢から拡大した新型コロナウイルス。日本にもその影が忍び寄り、徐々に不安と恐怖に包まれていきました。この夏、私たちはここ東京に多くの外国人観光客たちを迎え入れ、五六年ぶりのオリンピックに沸き立っているはずでした。

世の中、いつ、何が起こるかわからない——。改めてそれを実感する出来事でした。しかもまったく目に見えない小さな小さなウイルスが、私たちの暮らし、健康、経済をこれほどまでに脅かすことになるとは、誰も想像していなかったでしょう。

私は大学を卒業して歯科医師になって以来、ずっと働きづめで、貴重な休暇といえば年末年始に長くても一週間程度の休みを取ることが精一杯でした。それがこの春、思ってもいない長期休暇。はしもと歯科では、患者さんの新型コロナウイルスの感染リスクに配慮して、ほぼ一ヵ月以上患者さんには予約を延期してもらい、私も歯科医院を開業して以来、はじめての長期の閉院を余儀なくされました。
私は誰もいなくなりガランと静まり返った歯科医院で、ふと考えました。目に見えない感染症である新型コロナウイルスにどう立ち向かうか。世界中の人々が英知を集めて懸命に挑んでいるけれど、果たしてこの闘いに勝利はあるのかと……。

私たちは、やはり目に見えない感染症である虫歯や歯周病と長い年月、闘ってきました。しかしその闘いで未だ勝利を得ることはできていません。世界中の歯科医師が歯に悩む多くの人々のためにしてきたことは、歯の修理であって、歯の病気の克服ではありませんでした。結局人々は、現在に至るまで、歯の感染症をなくすことはできていないのです。

虫歯や歯周病は、私たちの身近にありすぎて、またそれが命を脅かすものではないから、私たちがこの病に勝てないことを、おぼろげにわかっていたとしても、その現実を真剣に捉えようとはしていなかったのかもしれません。しかし、今、新たなコロナウイルスという感染症が死の恐怖とともに迫ったとき、感染症の真実の姿について改めて考えさせられるきっかけにもなったような気がします。

皆さんも、自粛生活を余儀なくされる中で、ウイルス・感染症とは何かを、少しずつ理解するようになってきたと思いませんか。ウイルスの厄介な点は、目に見えないその存在をゼロにすることは不可能だ、ということです。私たちがどんなに毎日手洗いをしてマスクをして、行動規制をしても、新型コロナウイルスはどこかにひっそりと潜み、姿を隠しながら生きています。一度新型コロナウイルスにかかった人がＰＣＲ検査で陰性になっても、再び陽性になる人もいます。だからそれがとても怖く感じます。

感染症の専門家、岩田健太郎氏は著書の『99・9％が誤用の抗生物質　医者も知らないホントの話』（光文社新書）の中で、ある研究で、小児の体からインフルエンザ菌やモラキセラ、Ａ群溶連菌、肺炎球菌などが検出されたが、こういった菌はなんでもない小児の喉にくっついていることがしばしばあるといい――「そこに菌がいる」と、「それが病気の原因である」は同義ではない――と、指摘しています。

私はこの文章を読み、「まさにそのとおり！」と合点がいきました。

長い歳月において虫歯・歯周病菌と、私たちは闘い続けてきました。虫歯菌もその他の菌も、それこそさまざまな数え切れない種類と数の菌が、口の中を跋扈《ばっこ》しています。しかしそれを私たちがすべて退治することは不可能です。またそうした状態であるにも関わらず、虫歯や病気にならないという人もたくさんいるのです。

私は顕微鏡を使った治療をはじめて、いかに歯磨きや口内クリーニングが無駄なものかを知りました。どんなに毎日歯磨きをしても、月に一回歯科医院に通って歯石を除去したとしても、見た目はきれいに見えても、数十倍に拡大してみれば歯には常にプラークや歯石が残っているのです。虫歯になったのはきちんと歯磨きができていなかったから、食べ残しがあったから、というのはいかにナンセンスなことかを知ったのです。

虫歯菌や歯周病菌は口の中にあるのは当たり前。それでも病気になるかならないかは、そのときの体調であったり、体の抵抗力と大きく関わったりしますが、最終的にはその原因・解答を知ることは誰もできないのです。

新型コロナウイルスであっても、同じような三密の環境にいたとしても、感染する人と感染しない人がいる。また感染したとしても発症しない人もいれば重篤になり、また亡くなってしまう人もいる。そうした理由は、現在の人の知恵ではまったくわかりません。新型コロナウイルスも虫歯も、同じ感染症であり、結局はその人の体次第といえるのです。

医師はそれを知っているから、病気になれば人の免疫力を高めようとし、さらに時間をかけてその経過を見守ろうとします。

しかし歯科医は、その場その場での状況に果敢に攻めの治療を挑もうとします。それが歯を削り、神経を抜き、時間を待つのではなく時間を飛び越えて先に進んでしまう。結局は歯を失うという先走った未来を作っているのだと私は考えます。

「はじめに」で、私は卓越した技術を持つ歯科医師ではないとお話しました。それでも他の歯科医師が守ることができない、守ろうとしない、歯や神経を守ることができるのは、歯を一つの生命体として、歯の命を守ることに重点を置いて、歯の治療を志してきたからだと思います。

〝修理〟ではなく〝治療〟こそが私たちの歯を守るためには必要なのです。そしてはしもと歯科では、その〝治療〟を実現するために全神経を注いで今日もチャレンジしています。

あなたの希望を叶える歯科医師であるために――。

二〇二一年五月吉日

はしもと歯科院長　橋本秀樹

橋本 秀樹（はしもと ひでき）

一九六三年、埼玉県生まれ。一九八八年、城西歯科大学（現・明海大学歯学部）卒業。一九九七年、はしもと歯科開院。

自分が麻酔なしと麻酔ありで虫歯治療を受けた経験、そして顕微鏡を使用しての治療を行うことで多くの事実を知る。そして日々実践し継続することで確信となる。自然の中に答えがあり、自然に従う歯科治療を行っている。

著書に『麻酔をしない 歯を抜かない歯科治療』（文芸社）、『一日2人しか診ない、ほんとうの歯科医療』（クロスメディア・マーケティング）がある。

本文デザイン・装幀／市川由美
編集協力／桑名妙子
イラスト／まきのこうじ

麻酔をしない！ 痛くない！ 神経を取らない！ できるだけ削らない！
虫歯治療

2021年6月22日　初版第1刷発行

著　者：橋本秀樹
発行者：藤本敏雄
発行所：有限会社万来舎
〒102-0072　東京都千代田区飯田橋2-1-4
九段セントラルビル803
電話　03(5212)4455
E-Mail letters@banraisha.co.jp
印刷所：株式会社エーヴィスシステムズ

ISBN978-4-908493-47-8